Grigori Grabovoi

AUFBLÜHEN PER
«ZAHLEN-KONZENTRATION FÜR LEBENSMITTEL»

ARBEIT „ZAHLEN KONZENTRATION FÜR LEBENSMITTEL"
GESCHRIEBEN VON GRIGORI P. GRABOVOI 2004
ERWEITERT DURCH G.P.GRABOVOI

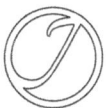

Jelezky Publishing, Hamburg 2014

Jelezky Publishing, Hamburg

www.jelezky-publishing.com

1. Auflage

Deutsche Erstausgabe, März 2014

© 2014 der deutschsprachigen Ausgabe

SVET UG, Hamburg (Herausgeber)

Übersetzung Russisch-Deutsch: Larysa Kohrs

Auflage: 2014-1, 10.03.2014

Weitere Informationen zu den Inhalten:

„SVET Zentrum", Hamburg

www.svet-centre.com

© SVET UG (haftungsbeschränkt), 2014

Die Verwertung der Texte und Bilder, auch auszugsweise, ist ohne Zustimmung des Verlags urheberrechtswidrig und strafbar. Dies gilt auch für Vervielfältigungen, Übersetzungen, Mikroverfilmung und für die Verarbeitung mit elektronischen Systemen.

ISBN: 978-3-943110-96-8 © Грабовой Г.П., 2004

Haftungsauschluß

Die hier zuvor gegebenen Informationen dienen der Information über Methoden zur Selbsthilfe, die auch für andere Menschen anwendbar sind. Die Methoden haben sich seit vielen Jahren bewährt, doch eine Erfolgsgarantie kann nicht übernommen werden. Die vorgestellten Methoden von Grigori Grabovoi sind mentale Methoden der Ereignissteuerung. Sie basieren auf der individuellen geistigen Entwicklung. Jeder, der diese Methoden für sich oder andere anwendet oder auch weitergibt, handelt in eigener Verantwortung.

Die Nutzung des hier vorgestellten Inhaltes ersetzt nicht den Arztbesuch und das ärztliche Tun in Form von Diagnose, Therapie und Verschreibungen. Auch die Absetzung verschriebener Medikamente darf aus dem Inhalt dieser Schrift nicht abgeleitet werden.

Wir möchten ausdrücklich darauf hinweisen, daß diese Steuerungen keine „Behandlung" im konventionellen Sinne darstellen und daher die Behandlung durch Ärzte nicht einschränken oder ersetzen sollen.

Im Zweifelsfall folgen Sie also den Anweisungen Ihres behandelnden Arztes, oder eines sonstigen Mediziners, oder Apothekers Ihres Vertrauens!
(Und erzielen dementsprechend die konventionellen Ergebnisse.)

Hinweis

Die im Buch veröffentlichten Texte und Rezepte wurden mit größter Sorgfalt von Verfasser und Verlag erarbeitet und geprüft. Eine Garantie kann jedoch nicht übernommen werden. Ebenso ist eine Haftung des Verfassers und/oder des Verlags und seiner Beauftragten für Personen-, Sach-oder Vermögensschäden ausgeschlossen.

INHALT

1. Einleitung 5

2. Zahlen-Konzentration 12

3. Spezial-Zahlen für den Umgang mit Lebensmitteln 48

4. Rezepte 93

1. EINLEITUNG

Um das ewige Leben und die ewige Entwicklung zu erreichen, ist bei der Arbeit mit den Lebensmitteln Folgendes in Betracht zu ziehen: externer Zufluss der Materie und der Information unterstützt die Technologien der ewigen Entwicklung nach Prinzipien der Sättigung aus biologischer Sicht sowie nach Prinzipien des Trainings von Technologien der ewigen Entwicklung und nach Prinzipien der gegenseitigen Wechselwirkung zwischen dem Geistigen und dem Materiellen.

Handelt es sich also um die Aufnahme von Lebensmitteln in den menschlichen Körper - gemeint werden Lebensmittel, die generell von Lebewesen verzehrt werden -, ist hier in erster Linie die allgemeine Aufgabe und die Ideologie der ewigen Entwicklung von der Ernährung aus zu betrachten, die auf den Aufbau von Technologien der ewigen Entwicklung gerichtet sind. Wahrzunehmen ist die Struktur des im physischen Körper manifestierten Geistes. Die Lebensmittel - auch als Informationssysteme der Welt erfasst - interagieren bei der Aufnahme in den Körper des Menschen auch mit dessen Geist.

Sinnvoll ist es, die Lebensmittel auf der Ebene des Geistes wirken zu lassen, der den Körper sowohl nach biologischen Prinzipien als auch nach Prinzipien der geistigen Steuerung aufbaut. Der Übergang vom biologischen Funktionieren des Körpers auf die Ebene der geistigen Steuerung der physischen Materie lässt sich ebenfalls durch die Lebensmittel vollziehen.

Bestimmten Lebensmitteln entsprechende Zahlenreihen steuern demgemäß die vom Menschen verzehrten Lebensmittel in den Erkenntnisbereich der ewigen Entwicklung und ermöglichen zugleich das ewige Leben des Menschen.

Zu berücksichtigen ist das Element der Steuerungsentwicklung, das darin besteht, dass durch Lebensmittelkombinationen eine ganze Vielzahl von gegenseitigen Wechselwirkungen im Körper entsteht. Auf chemischer und biologischer Ebene sowie auf der Ebene des Stoffwechsels erfolgt die Nahrungsaufnahme in den Körper im Zuge verschiedener Nachwirkungen von Lebensmitteln. Es ist notwendig, bei Betrachtung von Lebensmitteln mit Hilfe der Logik der ewigen Entwicklung und des ewigen Lebens des Menschen, das Ergebnis der Wechselwirkungen von verzehrten Lebensmitteln zu steuern. Darüber hinaus sind auch feinstoffliche Wechselwirkungen zu erwägen, die oft für die Interaktion mit menschlicher Seele sowie mit dem Geist in Bezug auf die Wirkung über die Welterkenntnis bedeutend sind.

Beim Schaffen alles Lebenden hat der Schöpfer die gegenseitige Wechselwirkung des Lebenden und des Verzehrten so ausgerichtet, dass dabei das Prinzip des ewigen Lebens der Lebenden verwirklicht wird. Daher muss hier die Struktur der menschlichen Entwicklung in Betracht gezogen werden, die in vielerlei Hinsicht auch mit innerem Denken auf der Ebene der tieferen Strukturen der Seele verbunden ist, woher die Organisation des menschlichen Körpers gesteuert wird. Der menschliche Körper wird nun auf einer bestimmten Ebene der geistigen Steuerung gleichzeitig auch von der Seele organisiert. Die Wechselwirkung mit der göttlichen Ebene erfolgt daher in Bezug auf die Ziele der Steuerung zur ewigen Entwicklung, nämlich zum göttlichen Ziel der Steuerung. Dank dieser Erkenntnis können durchs Wahrnehmen von Lebensmitteln bestimmte Systemtechnologien der ewigen Entwicklung entdeckt werden.

Als erstes Element der geometrischen Steuerungsebene im Bereich der menschlichen Wahrnehmung taucht das auf, dass sich Lebensmittel auf der Ebene der Spiegelung auf eine Hemisphäre betrachten lassen. Sie können sich eine von innen gebogene Hemisphäre vorstellen, die sich von Ihrem Herzen aus gesehen ca. 15-20 cm vom Körper entfernt befindet. Verschiedene, von Ihnen aufgenommene Lebensmittel, z.b. Proteine, Fette, Kohlenhydrate lassen sich auf die innere Oberfläche dieser Sphäre projizieren; dadurch entstandene Wechselwirkungen lösen den Impuls des menschlichen Lebens aus. So untersucht die Seele auf einer bestimmten Informationsebene die Wechselwirkungen Ihrer Lebensmittel: einige Elemente werden durchgelassen und in Richtung der ewigen Entwicklung gesteuert, die anderen erst korrigiert. Ursprünglich wird nun die Seele in ihrer Organisationsideologie sowie in ihrer Aufbau- und Entwicklungsstruktur eindeutig in Richtung des ewigen Lebens für den physischen Körper des Menschen gesteuert.

Hier können Sie daher auch die Elemente der Wiederauferstehung des Menschen entdecken, indem Sie eine Reihe von am meisten bevorzugten Lebensmitteln betrachten. Handelt es sich beispielsweise um die Stärkung und die Beschleunigung von Auferstehungspraktiken für Dahingegangenen, können Sie in erster Linie Milch, Wasser und Substanzen mit bestimmten rötlichen Farbtönen untersuchen. Der Auferstehungsprozess lässt sich durch die Kombination dieser drei Elemente deutlich beschleunigen. So kann ein Auferweckender durch die Aufnahme von Milch, Wasser oder z.B. von Pflaumen bzw. Kirschen, die über einen roten Farbton verfügen, den Auferstehungsprozess beschleunigen. Die Übertragung von Informationen an die Seele des Wiederzuerweckenden erfolgt dadurch schneller und effizienter.

Erkennen lassen sich die Technologien, wenn der Wiederzuerweckende bei der Aufnahme von minimalen Lebensmittelmengen durch die entstehenden Verbindungen zwischen der physisch manifestierten Materie und den diversen feinstofflichen Substanzen auf der Informationsebene seine physische Materie schneller aufbauen kann.

Ein reifer Mensch erkennt das und sieht, dass der Wiederzuerweckende z.B. bereits bei der Aufnahme geringster Dämpfe von Milchprodukten durch die Erinnerung der Seele an Milch den Auferstehungsprozess beschleunigen kann. Bei der Übermittlung dieser Informationen erinnert sich die Seele an mehrere Elemente aus dem physischen Leben und der Prozess der Auferstehung nimmt in Bezug auf die Visualisierung des Wiedererweckten in der gewöhnlichen physischen Welt verstärkt zu.

Aus der Sicht der Technologien der ewigen Entwicklung ist die Bedeutung von Lebensmitteln vielschichtig, da sie vor allem durch die Verbindung zwischen verschiedenen Steuerungspositionen und permanenter Kontaktfähigkeit von Lebensmittel zu Stande kommt. Die Lebensmittel bilden daher auch eine gewisse Ebene, die die ewige Entwicklung trainieren lässt. Legt man dem Informationssystem der Nahrungsaufnahme das System der ewigen Entwicklung zugrunde, findet man in erster Linie den maximalen Nutzeffekt von Lebensmitteln für den aktuellen gesundheitlichen Zustand und für die Steuerung von künftigen Ereignissen im Sinne der ewigen Entwicklung sowie trainiert man zugleich die Anwendung der geistigen Steuerung, wobei der Mensch, der seinen Körper primär auf physischer Ebene organisiert, mit Hilfe seines Geistes auf die Ebene der geistigen Steuerung hinübergeht.

Über die Konzentration auf die geistige Ebene kann dieser Logik nach jedes physische Element der Entwicklung, der physische Körper des Menschen mittels des Bewusstseinszustands, der den Körper z.B. auch bei minimaler Nahrungsaufnahme und dennoch ausbleibender Abmagerung des Körpers aufbauen kann, ins System der geistigen Steuerung übertragen werden. Beim Übergang zu solchen spirituellen Techniken der Steuerung von eigenen physischen Materien ist es notwendig, zunächst das erste Prinzip der Nicht-Erschöpfung wirken zu lassen, bei dem der Mensch absolut gesund sein soll. Hat die geistige Steuerung bei der Reduzierung von Lebensmitteln das gewünschte Niveau nicht erreicht, d.h. der Mensch verliert sein der Konstitution entsprechendes Normalgewicht, muss die Steuerung wieder durch die Aufnahme größerer Lebensmittelmengen ausbalanciert werden. Der Übergang zur geistigen Steuerung von biologischen Prozessen ist in erster Linie zugleich auch ein Prozess, der mit der Fähigkeit aller Menschen zur Steuerung des physischen Körpers durch den Geist verbunden ist. Daher müssen Sie immer daran denken, dieses Wissen den anderen weiter zu geben.

Personen, die die geistige Steuerung von körperlichen Prozessen beherrschen und sich dabei weiter verbessern wollen, können sich also sicher sein, dass ihre ewige Entwicklung tatsächlich möglich und unendlich sein wird, wenn jeder das beherrscht. Menschen, die über eine längere Zeit in der Lage sind, mit Hilfe der geistigen Steuerung ihren Körper durch minimale Nahrungsaufnahme satt zu machen oder eine gewisse Zeitdauer sogar ganz ohne Nahrung auszukommen, müssen allen voran auch ihr Wissen mit den anderen teilen.

Erfasst werden kann die geistige Steuerung von biologischen Prozessen zwischen den Mahlzeiten. In dieser Zeitspanne können die Mechanismen der Steuerung untersucht werden, bei der der Geist den physischen Körper steuert. In der Zeit können Sie üben und eine geistige Steuerung des Körpers entdecken, d.h. eine Steuerung von physischen Prozessen im Körper auf Kosten des Geistes und nicht auf Kosten der biologischen Systeme.

Über Lebensmittel lässt sich dieser Prozess so weit entwickeln, dass man auch ohne zu hungern über genaues Wissen zur geistigen Steuerung von biologischen Prozessen verfügen kann. Des Weiteren bildet dieses Wissen eine Reserve-Ebene des Körpers in jeder Situation.

In Zukunft, wenn die ganze Menschheit in der Lage wäre, sich so über die geistige Steuerung zu entwickeln, ließe sich die Struktur der ewigen Entwicklung dementsprechend auch ohne für das 21. Jahrhundert übliche Lebensmittel leichter aufbauen. Der Geist würde dabei die Steuerung auf die Ebene der Herstellung der Lebensmittel bringen, die später in den Körper aufgenommen werden würden; geschaffen wären somit für den Körper nützliche Elemente, die auch auf herkömmliche Art und Weise verzehrt werden könnten, wie es auch heutzutage noch üblich ist.

Die nächste Stufe der Entwicklung ist daher die Schaffung von Lebensmitteln durch den Geist über die Konzentration. Und das ist auch eines der Elemente, das dem System der Steuerung über numerische Konzentrationen zugrunde gelegt wird. Das gesamte System der zukünftigen Entwicklung sollte jedenfalls auf den Konzentrationen beruhen, da die Lebensmittel mit dem Menschen über eine längere Zeit interagieren, z.B. 24 Stunden lang; und für unendlichen Zeitraum müssten noch die Mechanismen des Nachschubs von Lebensmitteln auch im Falle einer Notlage, wenn sie beispielsweise fehlen, erfasst werden.

Die Reproduktion von Lebensmitteln durch körperliche sowie geistige Anstrengungen sieht folgenderweise aus: entweder entstehen Lebensmittel durch die Steuerung auf der Ereignisebene oder ist der Mensch in der Lage, eine Informationsebene zu schaffen, die ihn bis zu einer materiellen Substanz oder bis zu einem Informationskonzentrat als eine Art Lebensmittelersatz für einen Moment hinführt; dies ist auch eine gewisse Ebene der Steuerung. Bei unmittelbarem Übergang zu den Zahlenreihen ist es daher wichtig, den gesamten Zusammenhang zu berücksichtigen, der den Zahlenreihen zugrunde liegt.

Ferner finden Sie eine Lebensmittelliste nach den Kapiteln mit den Angaben von den dem jeweiligen Kapitel entsprechenden Konzentrationen zum Aufbau des ewigen Lebens durch Lebensmittel. Zu jedem einzelnen Kapitel sind in einer Tabelle detaillierte Informationen nach Lebensmitteln mit Angaben von entsprechenden numerischen Konzentrationen zum Erreichen des ewigen Lebens durch Lebensmittel erfasst.

© Грабовой Г.П., 2004

2. ZAHLEN KONZENTRATIONEN
MILCH UND MOLKEREIERZEUGNISSE 91471831949181

LEBENSMITTEL
Salzlakenkäse aus Kuhmilch **64879421831848**
Naturjoghurt 1,5% Fett **68437129836481**
Kefir fettarm **51831484931784**
Kefir fett **54864739849751**
Milch **59437121849728**
Acidophilusmilch **46971536748947**
Vollmilchpulver **54937689439872**
Kondensmilch **58671831749884**
Kondensmilch gezuckert **59432167849874**
Sauermilch/Dickmilch/ Prostokvasha **49678493184971**
Rjaschenka **89121898112948**
Sahne10% **59842136718951**
Sahne 20% **21431567489451**
Saure Sahne 10% **59864174931981**
Saure Sahne 20% **49806412898131**
Quarkriegel und Quarkpaste, spezielle **59467194894718**
Käse „Rossijskij" **54849679459481**
Käse „Holländer" **59421831974851**
Käse „Schweizer" **56431981949864**
Käse „Poschechonskij" **54961721979184**
Schmelzkäse **49569179451679**
Hüttenkäse fett **59874931749879**
Hüttenkäse halbfett **59862179849654**
Hüttenkäse fettarm **34961831758421**

FETTE, MARGARINE, BUTTER 5496418911

LEBENSMITTEL
Schmelzfett/Schmalz **1482413967**
Milchmargarine **5496973185**
Brotaufstrich/Margarine **4964785496**
Mayonnaise **5813948215**
Pflanzenöl **6497283971**
Butter **4795167915**
Butterschmalz **2194893190**

BROT UND GEBÄCK, MEHL 31961871481

LEBENSMITTEL
Roggenbrot **54961831754**
Weißbrot aus Weizenmehl 1. Sorte (ähnlich Type 550) **54931749871**
Feingebäck **64937189417**
Baranki/große Hefegebäckringe **74854132841**
Suschki/kleine Hefegebäckringe **98967139851**
Weizen-Zwieback **54816793148**
Butter-Zwieback **59479689481**
Weizenmehl Prämium-Qualität (ähnlich Type 405) **518214319411**
Weizenmehl 1. Sorte (ähnlich Type 550) **21431851961**
Weizenmehl 2. Sorte (ähnlich Type 1050) **31948151984**
Roggenmehl **34121831961**

MAHL- UND SCHÄLPRODUKTE 51481631971

LEBENSMITTEL
Buchweizengrütze **54849169918**
Buchweizenschrot **894564897178**

Speisegrieß **394564817498**
Hafer **51849631781**
Perlgraupen **42146971851**
Hirsegraupen **36831971421**
Reis **34961731851**
Weizengrütze „Poltavskaja" **39854136871**
Hafermehl **59847189917**
Gerstengrütze **49851621971**
Haferflocken **49618431984**
Maisgrieß **59167891481**

GEMÜSE 319681398

LEBENSMITTEL
Auberginen **149714319**
Steckrüben **491814318**
Grüne Erbsen **497184519**
Zucchini **361851368**
Weißkohl **649481319**
Rotkohl **398491516**
Blumenkohl **318567491**
Kartoffel **494891519**
Lauchzwiebel **491894851**
Porree/Lauch **479894317**
Küchenzwiebeln **648541919**
Karotten **489716318**
Gurken (Freiland) **549164891**
Gurken (Gewächshaus) **647498519**
Grüne Gemüsepaprika **498641894**
Rote Gemüsepaprika **549641894**
Petersilienkraut **548741318**

Petersilienwurzeln **494894514**
Rhabarber (Stängel) **549641318**
Radieschen **485481316**
Rettich **541648749**
Rüben **496547891**
Salat **549649894**
Rote Beten **371894548**
Tomaten (Freiland) **564714218**
Tomaten (Gewächshaus) **591318549**
Grüne Bohnen **3648513194**
Meerrettich **8215164981**
Bärlauch **4985173148**
Knoblauch **3894915946**
Spinat **4897183194**
Sauerampfer **4986418981**

FRÜCHTE UND BEEREN 5619494319

LEBENSMITTEL
Aprikosen **894541319**
Quitten **374894594**
Kirschpflaumen **3845163189**
Ananas **989417319**
Bananen **516498518**
Kirschen **314918516**
Granatäpfel **594398491**
Birnen **497514894**
Feigen **549317548**
Hartriegel **314898617**
Pfirsiche **894108494**
Vogelbeeren **541494816**

Schwarze Apfelbeeren **549467894**
Gartenpflaumen **547894318**
Datteln **561498714**
Kaki-/Sharonfrüchte **896748516**
Süßkirschen **849108901**
Maulbeerfrüchte **589714847**
Äpfel **694897548**
Orangen **589714916**
Grapefruits **541218014**
Zitronen **317584961**
Mandarinen **318649710**
Preiselbeeren **317496814**
Weintrauben **549618714**
Rauschbeeren **319894617**
Brombeeren **317948612**
Erdbeeren **398749671**
Moosbeeren **364898714**
Stachelbeeren **594697378**
Himbeeren **361498374**
Moltebeeren **398594691**
Sanddornbeeren **894378495**
Johannisbeeren weiß **589647218**
Johannisbeeren rot **398671378**
Johannisbeeren schwarz **397498564**
Heidelbeeren **369894591**
Hagebutte frisch **598741894**
Hagebutte getrocknet **589649717**

TROCKENFRÜCHTE 5496181979

LEBENSMITTEL
Trockenaprikosen mit Steinen **5948946191**
Trockenaprikosen ohne Steine **3948148159**
Rosinen mit Steinen **6193185148**
Rosinen ohne Steine / Sultaninen **3148956178**
Kirschen **3945986179**
Birnen **3987945967**
Pfirsiche **3689745198**
Trockenpflaumen **5946917184**
Äpfel **5896975981**

HÜLSENFRÜCHTE 31894961719

LEBENSMITTEL
Bohnen **31861871918**
Erbsen geschält **59431861749**
Erbsen ungeschält **58438961971**
Soja-Bohnen **54969859841**
Kidney-Bohnen **59479859784**
Linsen **39485961748**

PILZE 56489131849718

LEBENSMITTEL
Steinpilze frisch **54961431894717**
Steinpilze getrocknet **49789749164981**
Birkenpilze frisch **54167121949891**
Rotkappen frisch **54964759864781**
Täublinge frisch **49489149817491**

© Грабовой Г.П., 2004

Bei der Steuerung nach den Lebensmittelkategorien Fleisch, Geflügel, Fisch, Meeresfrüchte bleibt als Aufgabe der ewigen Entwicklung - wie auch in allen anderen Fällen, bei denen es sich um die Lebewesen und deren Aktivitäten geht, - das Schaffen des ewigen Lebens für alles Lebendige, ohne jemanden schaden zu wollen.

FLEISCH, FLEISCHNEBENPRODUKTE, GEFLÜGEL 498517494168491894718

EIER 3148964971981

LEBENSMITTEL
Hühnerei **4965485194918**
Volleipulver **4648985194781**
Eiweißpulver **4675485496418**
Eigelbpulver **3145185496178**
Wachtelei **6495471496497**

FISCH UND MEERESFRÜCHTE 51849459758961

LEBENSMITTEL
Meergrundel **49847151946981**
Buckellachs **69854919758961**
Butt/Scholle **39451949756489**
Brassen **49756457897841**
Karpfen **49806421904829**
Ketalachs **31489649896471**
Goldlachs **49564879154878**
Eisfisch **31854739451648**
Brachsen **49754894947481**

Lachs **44819856481948**	
Grenadierfisch **54751854961841**	
Neunauge **31749854961751**	
Alaska-Seelachs/Mintai **68931459841781**	
Lodde **34854718431961**	
Nawaga **39856489719871**	
Quappe **38941489451891**	
Marmorfisch/Notothenia **31489451671891**	
Rotbarsch **59831436871841**	
Flussbarsch **51451831489109101**	
Stör **49481931961891**	
Heilbutt **51454891489418**	
Poutassou/Wittling **39481351941891**	
Degenfisch **58969131749871**	
Zährte/Rußnase **54859874971891**	
Schuppenkarpfen **31489451941871**	
Atlantischer Makrelenhecht **31789451931641**	
Zwerg-Makrelenhecht **31894831641891**	
Strömling/Ostseehering (Clupea harengus) **34848949716410**	
Hering **49851432167189**	
Maräne **349618317489491164**	
Makrele **38454618451481**	
Blauwels **31849150619481**	
Bastard-/Holzmakrele **50219346891898**	
Sterlet **34951671931841**	
Zander **38945139649751**	
Kabeljau **34567148949751**	
Thunfisch **31451961831751**	
Kohlenfisch **54849131975489**	
Meeraal **59431731854971**	
Aal **34961894917891**	

© Грабовой Г.П., 2004

Seehecht **38416804918410**
Hecht **31485689711230**
Aland **18031256978106**
Pazifikgarnelen **34154831459318**
Dorschleber **29806426132904**
Tintenfisch **31856134916871**
Krabben **34951671851481**
Garnelen **31485619879480**
Laminaria (Algen/Blatttang) **38134128946721**
Eiweißpaste „Ocean" **31485649149875**
Trepang **38459489813894**

Bei der Konzentration auf dem Teil Fisch und Meeresfrüchte ist zu beachten, dass die Nähe der Formen nach Art der Meeres- und Flussprodukte die sämtlichen Wasserorganismen einfacher und schneller auf die Stufe der ewigen Entwicklung bringen lässt. Dabei wird die Steuerung auf die Verbreitung der Formen gerichtet, damit absolut dasselbe Element im System endloser künftiger Ereignisse reproduziert wird.

KAVIAR **41489131756491819748**

LEBENSMITTEL
Ketalachskaviar, körnig **591364517498917**
Brachsenrogen, screened **368913389497184**
Alaska-Seelachsrogen, screened **218361948519618**
Störkaviar, körnig **368491519489717**
Störkaviar, screened **389417594569171**

NÜSSE 5498197

LEBENSMITTEL
Haselnuss **2193168**
Mandel **3687185**
Walnuss **5986417**
Erdnuss **3896489**
Sonnenblumenkern **3168945**

SÜSSES 59871421

LEBENSMITTEL
Honig **31954872**
Fruchtdragees **54969874**
Sefir / Schaumgebäck **89849128**
Toffee **61057429**
Marmelade / Geleefrüchte und andere Gelee-Zuckerwaren **31984728**
Karamell **36479821**
Konfekt, glasiert **54958564**
Pastila / getrocknetes Fruchtpüree **38971498**
Zucker **39168974**
Tahin-Halva / Türkischer Honig **38949194**
Halva aus Sonnenblumenkernen / Russische Halva **29871426**
Schokolade, dunkel **21906408**
Milchschokolade **72814947**
Waffelschnitten mit Fruchtcremefüllung **34859854**
Waffelschnitten mit Cremefüllung **41489731**
Éclair mit Sahne **59814931847**
Éclair mit Apfel **96419854**
Biskuitschnitte **37859416**
Lebkuchen **314819647**

Biskuitkuchen **541219617**
Mandelkuchen **27481931**

Ferner wird die Liste der E-Nummern von Lebensmittelzusatzstoffen dargestellt, die in der Lebensmittelindustrie eingesetzt werden. Demzufolge werden weitere Zahlenreihen benötigt, um die Steuerung in Hinblick auf die ewige Entwicklung auch in dem Zusammenhang zu nutzen, dass diverse synthetisch erzeugte Elemente langfristig einen wesentlichen Platz in der ewigen Entwicklung einnehmen werden. Aufgebaut werden muss die Steuerung daher durch die Anpassung unterschiedlicher externer Stoffe an die Aufgabe der ewigen Entwicklung. Diese externen Stoffe, die in den menschlichen Körper eindringen, müssen allen Kriterien und Standarten des ewigen Lebens und der ewigen Entwicklung des Menschen und der ganzen Menschheit entsprechen.

Liste der E-Nummern

E-100 Kurkumin **3183648491**

E-101 (i) Riboflavin; (ii) Riboflavin-5'-Phosphat **3145496191**

E-102 Tartrazin **5148945197**

E-104 Chinolingelb **5483175191**

E-110 Gelborange S **4983173196**

E-120 Karminsäure, Aluminiumlack Karmin **4985143197**

E-122 Azorubin **69872189851**

E-124 Cochenillerot A **598597514318**

E-129 Allurarot AC **54967159831**

E-131 Patentblau V **58431721948**

E-132 Indigotin I, Indigokarmin **3416843197**

E-133 Brillantblau FCF **3885145196**

E-141 kupferhaltige Komplexe der Chlorophylle (i) und Chlorophylline (ii) **5496475181**

E-142 Grün S **5945979184**

E-143 festes Grün FCF **56947121989**

E-150a Zuckercouleur I, Caramel, Einfache Zuckercouleur **4912198514**

E-150b Zuckercouleur II, Sulfitlaugen-Zuckercouleur **3986497181**

E-150c Zuckercouleur III, Ammoniak-Zuckercouleur **2145138194**

E-150d Zuckercouleur IV; Ammonsulfit-Zuckercouleur **49831219841**

E-151 Brillantschwarz BN, Schwarz BN **2173169181**

E-152 Kohle **3986497184**

E-160a Carotinoide: (I) - synthetisches Carotin, (II) natürliche Carotinextrakte **3485493184**

E-160b Annatto, Bixin, Norbixin **4193125194**

E-160c Paprikaextrakt, Capsathin, Capsorubin **48947531844**

E-160e Beta-apo-8-Carotinal (C 30) **5142172181**

E-161a Flavoxanthin **3148943181**

E-161b Lutein **3145986181**

E-161c Kryptoxanthin **3648545148**

E-161d Rubixanthin **3821483174**

E-161e Violaxanthin **5194283174**

E- 161f Rhodoxanthin **8495173485**

E-161g Canthaxanthin **3194184987**

E-162 Beetenrot, Betanin **3148985199**

E-163 Anthocyane **3893645987**

E-164 Safran **3172148948**

E-170 Calciumcarbonat **1945318981**

E-171 Titaniumdioxid **3148543781**

E-172 Eisenoxide, Eisenhydroxide **1683173981**

E-181 Lebensmitteltannine **51458216471**

E-200 Sorbinsäure **5893174981**

E-201 Natriumsorbat **3684975194**

E-202 Kaliumsorbat **5843719898**

E-203 Calciumsorbat **5897142194**

E-210 Benzoesäure **5148944981**

E-211 Natriumbenzoat (witzig, aber es ist ein Hustenlöser) **51421731949**

E-212 Kaliumbenzoat **51739451847**

E-220 Schwefeldioxid **59431839471**

E-221 Natriumsulfit **3145173891**

E-222 Natriumhydrogensulfit **54964789418**

E-223 Natriumdisulfit **5947125194**

E-224 Kaliumdisulfit **5468917981**

E-234 Nisin (Arzneimittel) **54131849871**

E-235 Natamycin **7494698971**

E-236 Ameisensäure **54989759491**

E-239 Hexamethylentetramin **58964137949**

E-242 Dimethyldicarbonat **54831728947**

E-249 Kaliumnitrit **5486417181**

E-250 Natriumnitrit **3145648941**

E-251 Natriumnitrat **31989719841**

E-260 Essigsäure **3145816491**

E-261 Kaliumacetat **31489731989**

E-262 Natriumacetate: Natriumacetat, Natriumhydrogenacetat **8975412197**

E-265 Dehydracetsäure **4975189781**

E-266 Natriumdehydroacetat **3684987191**

E-270 Milchsäure **4975193196**

E-280 Propionsäure **4897143197**

E-284# Borsäure **5163148198**

E-285# Natriumtetraborat (Borax) **6945745891**

E-290 Kohlendioxid **5642148914**

E-296 Apfelsäure **3145193178**

E-297 Fumarsäure **5843914198**

E-300 Ascorbinsäure **5496410181**

E-301 Natriumascorbat **9194975164**

E-304 Ascorbylpalmitat **5497184196**

E-306 Konzentrat der Tocopherolmischung **5487491987**

E-307 Alpha-Tocopherol **5841493198**

E-315 Isoascorbinsäure **8943174984**

E-316 Natriumisoascorbat **4785168987**

E-319 Tertiär-Butylhydrochinon **5497142198**

E-320 Butylhydroxyanisol (BHA) **5841674989**

E-321 Butylhydroxytoluol (BHT) **51421731948**

E-322 Lecithine **31456431948**

E-326 Kaliumlactat **21451831974**

E-327 Calciumlactat **5413184981**

E-330 Citronensäure **5614987194**

E-331 Natriumcitrate: (i) Mononatriumcitrat, (ii) Dinatriumcitrat, (iii) Trinatriumcitrat **5986413198**

E-332 Kaliumcitrate: (i) Monokaliumcitrat, (ii) Dikaliumcitrat, (iii) Trikaliumcitrat **5195148194**

E-333 Calciumcitrate: (i) Monocalciumcitrat, (ii) Dicalciumcitrat, (iii) Tricalciumcitrat **3184915196**

E-334 L(+)-Weinsäure **5986417199**

E-335 Natriumtartrate: (i) Mononatriumtartrat,
(ii) Dinatriumtartrat **9845168481**

E-336 Kaliumtartrate: (i) Monokaliumtartrat,
(ii) Dikaliumtartrat **5148913148**

E-337 Kaliumnatriumtartrat **3186478984**

E-338 Ortophosphorsäure **3171495484**

E-339 Natriumorthophosphate: (i) Mononatriumorthophosphat,
(ii) Dinatriumorthophosphat, (iii) Trinatriumorthophosphat **5497148197**

E-340 Kaliumorthophosphate: (i) Monokaliumorthophosphat,
(ii) Dikaliumorthophosphat, (iii) Trikaliumorthophosphat **7148543198**

E-341 Calciumorthophosphate: (i) Monocalciumorthophosphat,
(ii) Dicalciumorthophosphat, (iii) Tricalciumorthophosphat **3148543175**

E-342 Ammoniumorthophosphate: (i) Monoammoniumorthophosphat,
(ii) Diammoniumorthophosphat, **5785417141**

E-353 Metaweinsäure **9143172196**

E-354 Calciumtartrat **3186479191**

E-363 Bernsteinsäure **5478943198**

E-380 Ammoniumcitrate **4897183194**

E-383 Calciumglycerophosphat **5143172184**

E-385 Calciumdinatriumethylendiamintetraacetat
(CaNa2EDTA) **6487912194**

E-386 Dinatriumethylendiamintetraacetat **7492172198**

E-391 Phytinsäure **4975196197**

E-400 Alginsäure **4987142198**

E-401 Natriumalginat **5142193197**

E-402 Kaliumalginat **3148155194**

E-404 Calciumalginat **5173183164**

E-405 Propylenglykolalginat **4987143194**

E-406 Agar Agar **5472184987**

E-407 Carrageen und seine Salze **5143163198**

E-407a Überarbeitete Eucheuma-Algen (Anm.: dieser Zusatzstoff wurde als Änderung im Dezember 1996 eingetragen) **3148913168**

E-410 Johannisbrotkernmehl **5485983194**

E-411 Haferschleimstoff **5497173194**

E-412 Guarkernmehl **5493183147**

E-413 Traganth **6145172184**

E-414 Gummi arabicum **5486412187**

E-415 Xanthan **5496173198**

E-416 Karayagummi **4985712174**

E-417 Tarakernmehl **5493172194**

E-420 Sorbit, Sorbitsirup **2983142178**

E-421 Mannit **2146172198**

E-422 Glycerin **3194254789**

E-425 Konjac: (i) Konjacmehl, (ii) Konjacglucomannan **7214985194**

E-445 Glycerinester aus Wurzelharz **5185413194**

E-450 Diphosphate: (i) Dinatriumdiphosphat, (ii) Trinatriumdiphosphat, (iii) Tetranatriumdiphosphat, (iv) Dikaliumdiphosphat, (v) Tetrakaliumdiphosphat, (vi) Dicalciumdiphosphat, (vii) Calciumdihydrogendiphosphat, (viii) Calciumphosphat **3168199141**

E-451 Triphosphate: (I) Pentanatriumtriphosphat, (ii) Pentakaliumtriphosphat **2945183194**

E-452 Polyphosphate: (I) Natriumpolyphosphate, (ii) Kaliumpolyphosphate, (iii) Natriumkaliumpolyphosphate, (iv) Calciumpolyphophate **2148594198**

E-459# Cyclodextrin **2148014986**

E-460 Cellulose: (I) Microcrystalline Cellulose,

(ii) Cellulosepulver **2496483187**

E-461 Methylcellulose **5916487980**

E-464 Hydroxypropylmethylcellulose **5986417890**

E-466 Carboxymethylcellulose, Natriumcarboxymethylcellulose **3910689124**

E-468 vernetzte Natriumcarboxymethylcellulose **5287143191**

E-469 mit Enzymen hydrolysierte Carboxymethylcellulose **5194810198**

E-470a Natrium-, Kalium- und Calciumsalze der Fettsäuren **4890641230**

E-470b Magnesiumsalze der Fettsäuren **3194812181**

E-471 Mono- und Diglyceride der Fettsäuren **71939864871**

E-472a Essigsäureester von Mono- und Diglyceriden der Fettsäuren **6487143191**

E-472b Milchsäureester von Mono- und Diglyceriden der Fettsäuren **5190612196**

E-472c Citronensäureester von Mono- und Diglyceriden der Fettsäuren **8094912194**

E-472d Weinsäureester von Mono- und Diglyceriden der Fettsäuren **3910647891**

E-472e Diacetylsäureester von Mono- und Diglyceriden der Fettsäuren **-5190648980**

E- 472f gemischte Wein-, Essig- und Fettsäurenester **0694512197**

E-472g succinylierte Monoglyceride **39874121948**

E-473 Zuckerester von Fettsäuren **6980612195**

E-475 Polyglycerinester von Fettsäuren (Thermooxidiertes Soja- oder Bohnenöl mit Mono- und Diglyceriden der Fettsäuren **3980689173**

E-481 Natrium stearoyl-2-lactylat **1984748914**

E-500 Natriumcarbonate: (i) Natriumcarbonat, (ii)

Natriumhydrogencarbonat, (iii) Natriumsesquicarbonat **8986487198**

E-501 Kaliumcarbonate: (i) Kaliumcarbonat, (ii) Kaliumhydrogencarbonat **3915487941**

E-503 Ammoniumcarbonate: (i) Ammoniumcarbonat, (ii) Ammoniumhydrogencarbonat **2986497184**

E-504 Magnesiumcarbonate: (i) Magnesiumcarbonat, (ii) Magnesiumhydrogencarbonat **5943971948**

E-508 Kaliumchlorid **5964975981**

E-509 Calciumchlorid **4974618917**

E-511 Magnesiumchlorid **4918975941**

E-513 Schwefelsäure **6417988941**

E-514 Natriumsulfate: (i) Natriumsulfat, (ii) Natriumhydrogensulfat **2196472849**

E-515 Kaliumsulfate: (i) Kaliumsulfat, (ii) Kaliumhydrogensulfat **6497485138**

E-516 Calciumsulfat **3194985168**

E-517 Ammoniumsulfat **3945948947**

E-524 Natriumhydroxid **3619498178**

E-525 Kaliumhydroxid **6497593194**

E-526 Calciumhydroxid **8943198978**

E-527 Ammoniumhydroxid **3975496497**

E-528 Magnesiumhydroxid **5483916487**

E-529 Calciumoxid **3647198989**

E-530 Magnesiumoxid **5896412919**

E-536 Kaliumferrocyanide (i) sauer, (ii) basisch, auf Basis von Tricalciumphosphat **6497980174**

E-551 Siliciumdioxid **5943969784**

E-553a (i) Magnesiumsilicat, (ii) Magnesiumtrisilicat **3946975197**

E-553b Talkum **5946975984**

E-558 Bentonit (wird in der „Naturkosmetik" des Toten Meeres und als dickflüssiges Kühlmittel bei Bohrungen verwendet) **5493148941**

E-570 Fettsäuren **6497485497**

E-575 Glucono-delta-lacton **5484985971**

E-578 Calciumgluconat **5496418917**

E-585 Eisenlactat **2987497988**

E-620 Glutaminsäure **5943218947**

E-621 Mononatriumglutamat **5843162178**

E-626 Guanylsäure **5487912194**

E-627 Dinatriumguanylat **5318943148**

E-630 Inosinsäure **5314842148**

E-631 Dinatriuminosinat **2493165981**

E700-E800 – derzeit nicht vergeben: vorrätige Nummern für weitere mögliche Informationen **49831731949**

E-900 Dimethylpolysiloxan **3194985196174**

E-901 Bienenwachs, weiß oder gelb **5193148196**

E-902 Candelillawachs **3184975198**

E-903 Carnaubawachs **5945871986**

E-904 Schellack **8961945147**

E-905a flüssiges Speiseparaffin **3986917981**

E-905b Petrolatum (Vaseline) **8943163181**

E-905c Paraffinwachs **3986472194**

E-912 Montansäureester **3148945148**

E-914 Polyethylenwachsoxidat **6485939784**

E-920 L-Cystein **6821493194**

E-927b Carbamid **5148913194**

E-928 Benzoylperoxid **31849161987**

E-930 Calciumperoxid **5496172194**

E-938 Argon **5843918486**

E-939 Helium **5146172198**

E-940 Dichlordifluormethan, Freon-12 - **5986472947**

E-941 Stickstoff **3148948954**

E-948 Sauerstoff **5485916497**

E-950 Acesulfame-Kalium **6497815944**

E-952 Cyclohexylsulfaminsäure und ihre Natrium-, Kalium- und Calciumsalze **6987965489**

E-953 Isomalt **6495419487**

E-954 Saccharin und seine Natrium-, Kalium und Calciumsalze **5648914987**

E-958 Glycyrrhizin **6497148946**

E-965 Maltit: (i) Maltit, (ii) Maltitsirup **4954718914**

E-966 Lactit **4986417481**

E-967 Xylit (Süßstoff für Diabetiker, hat sonst keine heilenden Eigenschaften und keine Nährwehrt) **3145484194**

E-999 Quillajaextract **8943168981**

E-1101 Proteasen: (i) Protease, (ii) Papain, (iii) Bromelin, (iv) Ficin **3148915196**

E-1102 Glucose-Oxidase **3198493196**

E-1103 Invertasen **3148513168**

E-1104 Lipasen **5183174986**

E-1200 Polydextrose **3185148141**

E-1201Polyvinylpyrrolidon **5983143180**

E-1202Polyvinylpolypyrrolidon **3185464987**

E-1404 Oxidierte Stärke **5486413196**

E-1410 Monostärkephosphat **5894713194**

E-1412 Distärkephosphat **6897128194**
E-1413 Phosphatiertes Distärkephosphat **3196818497**
E-1414 Acetyliertes Distärkephosphat **89413721964**
E-1420 Acetylierte Stärke **5197163184**
E-1422 Acetyliertes Distärkeadipat **89489751982**
E-1440 Hydroxypropylstärke **54964191481**
E-1442 Hydroxypropyldistärkephosphat **3196472184**
E-1450 Stärkenatriumoctenylsuccinat **49864149871**
E-1451 Acetylierte oxidierte Stärke **64871781949**
E-1505 Triethylcitrat **41931749861**
E-1518 Glycerintriacetat (Triacetin) **3164197194**
E-1520 Propylenglykol **5986413194**

Darüber hinaus kann die Steuerung durch die numerischen Konzentrationen in Zuckeraustauschstoffen durchgeführt werden:

– Süßstoffe – **4195134198**
– Zuckeraustauschstoffe – **3194893164**

KÜNSTLICHE SÜSSSTOFFE: 4987145198

Angesichts dessen, dass künstliche Süßstoffe keinen Nährwert aufweisen, sind Lebensmittelhersteller verpflichtet, das auf Verkaufsverpackungen anzugeben.

Zuckeraustauschstoffe:
1. Sorbit (**E-420**, Hexanhexol), kommt in Algen, in den Früchten der Eberesche (Vogelbeere), Pflaumen und Äpfeln vor, wird bei der Herstel-

lung von Ascorbinsäure, Kosmetika verwendet. **4986149148**

2. Xylitol (**E-967**, Pentanpentol), wird aus Naturrohstoffen hergestellt, z.B. aus Rinde einiger Holzarten, verfügt über eine galletreibende und abführende Wirkung. **3148945197**

STEUERUNG FÜR VITAMINE

Angesichts dessen, dass Vitamine zu den Nahrungsmittelbestandteilen zählen, müssen für die Menge der Vitamine im Körper Normen festgesetzt werden. Da Vitamine in diversen Lebensmitteln in unterschiedlichem Maße vorhanden sind, ist die Steuerung der Vitamine ein zusätzlicher Faktor, um im Sinne der ewigen Entwicklung mehrere Elemente zu normieren, die in unterschiedlichen, oft unkontrollierbaren Proportionen vorkommen.

Das Wort „Vitamin" besteht aus zwei Worten: „Vita" – das Leben und „Amin". Das Wort „Amin" weist darauf hin, dass zu den Vitaminbestandteilen eine Aminogruppe gehört, die ein Ammoniak-Molekül enthält. Ausgehend vom Ursprung der Steuerung ist es notwendig, den Bedeutungs- und Informationsgehalt des Wortes möglichst exakt zu erfassen, d.h. das Wort „Vita" – das Leben auf die unendliche Entwicklung für beliebige Mikroorganismen zu erweitern. Am Beispiel der Steuerung für Vitamin A können Sie zudem Folgendes tun: Betrachtet wird die Struktur von Vitamin A, das vom Menschen ca. 6 m vom physischen Körper entfernt ist. Mit Hilfe der geistigen Sehkraft werden ein leuchtendes Element in Form einer kleinen Kugel im Durchmesser ca. 2 cm wahrgenommen sowie Lichter, die sowohl zum Menschen als auch vom Menschen ausgestrahlt werden. Zum Steuerungselement gehört es, diese Lichter durch einen einzigen Strahl auf den Menschen zu richten. Auf diese Weise erfolgt die Normierung des Vitamins A im Körper bei der Steuerung zwecks ewigen Lebens sowie ewiger Entwicklung. In der Theorie der Auferweckung ist das Vitamin A kein unwesentlicher Faktor im Sinne der Steuerung für den Weg eines Auferweckten. Die Steuerung für Vitamin A wird demzufolge dadurch bestimmt, dass sich der Auferweckte so wahrnimmt, als ob er auf einem Boden gehen würde, der mit der physischen Realität gekoppelt wird. Dieser Faktor bedeutet das unvermeidliche Heraustreten des Auferweckten in die physische Realität.

Die numerische Konzentration für Vitamin A lautet:

Vitamin A 1949753189148174

Zum Erreichen der Unsterblichkeit sieht die numerische Konzentration für Vitamin A wie folgt aus: **918617**

Vitamin E

Im Sinne des ewigen Lebens und der ewigen Entwicklung ergibt sich die folgende Technologie der Wahrnehmungssteuerung: Der Mensch nimmt die Struktur des Vitamins E als Sphären wahr, die um den physischen Menschenkörper herum zerstreut sind und versucht zu betrachten, wie Vitamin E z.B. durch Pflanzen wahrgenommen wird. Dabei bemerkt er, dass die Wahrnehmung eines anderen Objekts der Informationen eine Ankopplung an diese Sphäre in Form windhauchähnlicher Elemente ist. Die Sphären beginnen zu rollen und in der Dynamik wird Vitamin E wahrgenommen, das aufgrund der ermittelten Daten objektiv als Faktor der Reproduktion gilt. Die demzufolge vorgenommene provisorische Wahrnehmungssteuerung sowie das Hinzufügen der folgenden Zahlenreihe lassen in Richtung des ewigen Lebens und der ewigen Entwicklung steuern. Die Zahlenreihe sieht wie folgt aus: **919718514319648191**.

Vitamin B1

Die Steuerung des Vitamins B1 durch Zahlenreihen ist folgendermaßen aufgebaut: Bereiche der Informationen, die Vitamin B1 bilden, werden als ein hartes System aus Stäbchen wahrgenommen, die sich miteinander kreuzen und sich dabei in einiger Entfernung vom Menschen befinden. Das ist ein eigenartiges System, das ähnlich wie die Kristallstruktur eines Stoffes aussieht. Weiter wird durch spirituelle Einwirkung auf diese Struktur in Richtung der Ränder der harten Struktur gesteuert und auf der Spitze, wo sie möglicherweise kegelförmig aussieht, werden leuchtende Sphären betrachtet. Diese Sphären reagieren bei der geistigen Wahrnehmung so auf die äußeren Informationen, dass das Silberlicht langsam ins Goldlicht wechselt. Zum Zeitpunkt dieses Wechsels aus dem Silberlicht ins Goldlicht zeigt sich ein Impuls als Licht heller Farben, der die folgende Zahlenreihe wahrnehmen lässt: **4948913986497184**.

In den Technologien der Auferweckung tritt die Information des Vitamins B1 als Information auf, die den physischen Körper in Richtung Knochengewebe und Muskelsystem baut.

Vitamin B12

Die Steuerung für das Vitamin B12 in den Bereich der Unsterblichkeit wird wie folgt hergestellt: Zuerst wird durch den Geist bzw. durch geistige Anschauung die folgende Zahlenreihe wahrgenommen: **94971849864**. Danach werden eine helle Sphäre zwischen den Zahlen und die folgenden Zahlen **314891398647** so wahrgenommen, als ob diese Zahlen die Sphäre entlang ihrer Oberfläche von außen umhüllen würden.

Nachdem diese Wahrnehmung vollzogen worden ist, wird das Prinzip der Unsterblichkeit in die Tat umgesetzt, das darin besteht, dass sich die Unsterblichkeit augenblicklich und gleichzeitig auf alle Gewebe des Körpers sowie auf alle externen Vorgänge ausdehnt. Der Übergang in den Bereich der externen Vorgänge ist so, dass Vitamin B12 in der Struktur des äußeren Systems sowie in den Lebensmitteln bestimmt wird. Dies ist ein gutes diagnostisches Prinzip, nach dem Sie die Lebensmittelqualität erkennen können, indem Sie ein Steuerungselement – die Zahlenreihe für Vitamin B12 anwenden. Bei der Entwicklung von Technologien des ewigen Lebens ist es wichtig, in einigen Fällen das Vitamin-B12-Vorkommen in Lebensmitteln irgendwie zu erweitern bzw. zu dosieren oder es zu normieren. Deswegen kann man vor dem Verzehr eines Lebensmittels, das reich an Vitamin B12 ist bzw. vor dem Verzehr von Lebensmitteln, bei denen überhaupt die Frage nach dem Vitamin-B12-Vorkommen auftaucht, das Lebensmittel selbst mit Hilfe der Zahlenreihe normieren, indem man sich neben dem Lebensmittel die dem Vitamin entsprechende Zahlenreihe vorstellt bzw. sie sich einfach in Gedanken aufsagt.

Vitamin B2

In der Struktur des ewigen Lebens hat Vitamin B2 prinzipiell große Bedeutung, da es an der Hämoglobinsynthese und somit an den Prozessen der Blutbildung beteiligt ist. Es ist wichtig, seine Anwesenheit in allen Teilen des Körpers wahrzunehmen und dabei den Organismus als ein autonomes System zu betrachten, das den Ablauf von externen Vorgängen selbst bestimmt. In diesem Fall wird die folgende Zahlenreihe verwendet: **497851498649719814891487l**.

In der Struktur der ewigen Entwicklung, wobei die Auferweckung als Garant des ewigen Lebens gilt, dafür, dass alle Dahingegangenen auferweckt werden und Lebende dabei nicht sterben, hat Vitamin B12 in Kombination mit Vitamin B2 eine orientierende Bedeutung, die damit verbunden ist, dass in Vitamin B2 das Prinzip der Informationsübertragung bezüglich Blutbildungsprozesse nach Ähnlichkeiten in Systemen realisiert wird. Wenn die Körperarbeit des Aufzuerweckenden aus dem geistigen Bereich in den Bereich biologischer Prozesse wechselt, ist es wichtig, die Lebensmittel mit Vitamin B2 anzureichern, in denen dieses Vitamin bereits mehr oder weniger enthalten ist. Man kann sehen, dass durch die Vitaminanreicherung bis zu Normalwerten die Wiederaufnahme der Blutbildung im Körper des Aufzuerweckenden hervorgerufen wird. Der Übergang zum Prinzip der biologischen Funktionsweise von der geistigen geschieht bei der Steuerung für Vitamin B2 optimal und schnell. Der geistige Zustand zur Aufgabe des ewigen Lebens muss solche Kraft gewinnen, dass jede beliebige Information, darunter auch die, die durch geistige Handlungen entwickelt wird, als Basis für das Schaffen eines physischen Körpers durch den das Leben prägenden Geist gelten kann.

Vitamin B6

Wie bekannt, ist es für die Eiweiß- und Fettverwertung notwendig. Zudem fördert es die Bildung der roten Blutkörperchen und reguliert den Zustand des Nervensystems. Ursprünglich wurde es in Kristallform entdeckt. Ausgehend vom kollektiven Bewusstsein ist es notwendig, in diesem System die folgende Steuerung in Erwägung zu ziehen: im Bewusstsein einen Übergang von harten Kristallsystemen zur dynamischen Entwicklungsebene des physischen Konzepts zu vollziehen. Im System der ewigen Entwicklung läuft das Leben vor sich hin. Es entwickelt sich von harten Außenformungen beliebiger Planeten, Leerräume u.a. Damit das Leben ewig bleibt, ist die Wechselwirkung mit harten Formen der Information und der physischen Realität notwendig. Dafür wird die folgende Zahlenreihe verwendet: **4975_191214897318649781**. In diesem Fall kann die Information der Leerstelle die Struktur einer harten Form haben, die das Leben des Körpers in seiner negativen Phase nicht betrifft. Die Leerstelle selbst kann als Element der ständigen ewigen Entwicklungsstufe in der Wechselwirkung der Lebewesen mit harten Erscheinungsformen in Raum und Zeit gelten. Mit Hilfe dieser Zahlenreihe ist es möglich, das Altern aufzuhalten.

Vitamin D

Für Vitamin D muss berücksichtigt werden, dass die Steuerung, die in beliebigen Systemen für andere Vitamine verwendet wird, im Sinne des Steuerungsziels akkumulierter und konzentrierter vorkommen kann, wenn die Vitamin-D-Struktur als Steuerungssystem gebraucht wird, das auf die Systematisierung der Steuerungssysteme durch Vitamine gerichtet wird.

Demzufolge ist es wichtig, die Steuerung in drei Reihen aufzuteilen. Die erste Reihe ist die Systemebene der Vitaminverbindungen in Hinblick auf das Ziel der ewigen Entwicklung, die zweite Ebene bedeutet Austausch von Wissen, von Erfahrungen in Hinblick auf die Informationsübertragungen vom Körper aus in die Außenwelt und die dritte ist das Erreichen der obligatorischen Ebene des ewigen Lebens durch die Interaktion mit den Außensystemen des flexiblen (nicht harten) Typs – mit Licht und so weiter.

Für die erste Ebene gilt also die Zahlenreihe: **19431754964851491**, für die zweite Ebene: **31649489451721**, für die dritte Ebene: **2414987**.

Vitamin B3

Die Steuerung für dieses Vitamin in Richtung der ewigen Entwicklung wird durch die folgende Zahlenreihe bestimmt: **914216514971851491_814**.

Vitamin B5

Laut Studien spielt es eine wichtige Rolle im Stoffwechsel, trägt zum normalen Funktionieren des Nervensystems, der Nebennieren und der Schilddrüse bei. Ausgehend vom kollektiven Bewusstsein kann die Steuerung zwecks Normalisierung der Tätigkeit der inneren Organe, überhaupt des ganzen Körpers angesetzt werden. Dabei lassen sich konkrete Steuerungslinien erkennen, die man im Weiteren bei der Steuerung durch ein beliebiges Vitamin sowie durch ein beliebiges Ernährungssystem überhaupt bzw. durch ein beliebiges Vorstellungssystem ansetzen kann. Während Sie sich die Körpernorm vorstellen, z.B. als eine leuchtende Sphäre, die von Ihnen ca. 20 m entfernt ist, kann man dieses Prinzip aus dem Prinzip ableiten, das nun in der Steuerung durch das Vitamin B5 definiert wird.

Somit müssen Sie bei der Steuerung für den Stoffwechsel die Zahlenreihe betrachten, die in Lichtströme übergeht. Die Zahlenreihe lautet: **519491**, und die 1 geht in den unendlichen Lichtstrahl nach oben senkrecht zur Wahrnehmung hinaus, danach setzt sich die Reihe wie folgt fort: **497514**, und die 4 strahlt von sich auf der Ebene der verdeckten Wahrnehmung ein zerstreutes silbrig-helles Licht ab, das sich mit dem ins Unendliche nach oben laufenden Strahl kreuzt, und so weiter. Weiter können die Zahlen 5, 6 oder 7 auftreten, dabei hängt das Durchprobieren der Zahlen vom Punkt der Wahrnehmung ab. Wenn Sie den Wahrnehmungspunkt links vom Brustkorb verschieben und dort als Grundlage der Wahrnehmung einen Punkt nehmen, der im Bereich der linken Schulter liegt, dann ist das die Zahl 6 oder 7. Und wenn Sie den Punkt in den Bereich der rechten Schulter verschieben, dann ist das die Zahl 5 oder 6. Hier wird es wichtig sein, dass der Verlauf von Stoffwechselprozessen auch davon abhängig ist, was während der Aufnahme auf der Informationsebene im Körper passiert. Die Normalisierung der Stoffwechselprozesse in Abhängigkeit von der Aufnahme läuft zudem darauf hinaus, dass das aufgenommene Lebensmittel normalisiert wird. Demnach kann eine Information in der Form normiert werden, in der sie aufgenommen werden soll. Dies kann auf der Ebene des Vitamins B5 erreicht werden, unter anderem bereits im Moment der Steuerungsentwicklung durch das Denken in Form einer festen Zahlenreihe. Die folgende Reihe ist die Reihe, die die Eingangsinformation bereits vor derer Aufnahme normiert: **498718319641**.

Im Weiteren kann die Steuerung der Normalisierung des menschlichen Nervensystems durchgeführt werden. Der Begriff der Norm des Nervensystems in der ewigen Entwicklung ist ein auf die äußere und innere Körperumgebung reagierender Bestandteil, der die ewige Entwicklung prägt. Wenn man sogar ziemlich situationsbedingt umfangreiche Reaktionsmöglichkeiten des Nervensystems betrachtet, muss man in der Steuerung eine Standardnorm festlegen. Bei diversen Ereignissen in der Umwelt verfügen wir über eine durchschnittliche Diagnosefunktion des Nervensystems, die von allen akzeptiert wird und die alle Funktionen erfüllt. Das heißt, dass ein mäßig normiertes Nervensystem, das also, worüber jeder in einem normalen ruhigen Zustand verfügt, in der Tat auf der Ebene der Signal- und Steuerungsparameter alle Funktionen zur Gewährleistung des ewigen Lebens erfüllen sollte.

In diesem Fall kann durch Vitamin B5, d.h. durch materielle Substanz, eine Zahlenreihe angesetzt werden, die sich in die Substanz quasi „einleben" würde. Das bedeutet, dass Sie sich die Zahlenreihe gedanklich in der Stoffstruktur des Vitamins, also in einem festen System vorstellen. Anordnen kann man sie z.B. zwischen den Kristallsystemen des Stoffs; auch auf der intermolekularen Ebene kann man die Zahlen anordnen. Sie betrachten diese Ebene in der Steuerung und ordnen dort dazwischen folgende Zahlenreihen in Form leuchtender Sphären an: die erste Reihe – **491397549641** und die zweite – **594849871978**. Obwohl es zwei unterschiedliche Reihen sind, ist es ratsam die Wirkung so wahrzunehmen, als ob sie von einer einzigen Reihe käme. Das Bewusstsein in der ewigen Entwicklung muss bis zum Niveau entwickelt werden, bei dem das wahrgenommen und vollbracht wird, was zum Aufbauzweck gegeben wird. Eine derartige Bewusstseinsentwicklung kann an den Schnittstellen diverser Informationsbereiche erreicht werden, während der gerade fürs Bewusstsein benötigte Bereich extra hervorgehoben wird.

Hier entsteht eine neue Funktion der Reihen, die darin besteht, dass viele Reihen, obwohl sie unterschiedlich sind, ähnliche Wirkungen auf ein Organ bzw. auf ein System gewährleisten. Da kann der Übergang auf andere Systeme durch Funktionen der Nebennieren, der Schilddrüse erfolgen. Und hier können Sie folgende Zahlenreihe betrachten, die gerade den Übergang der Steuerung auf alle Funktionen, auf die sämtlichen Gewebe des Organismus, auf die ganze Materie des Organismus bestimmt und dabei gleichzeitig die Funktionen der Nebennieren und der Schilddrüse normiert: **317498519361**.

Als Ergebnis der Steuerung des Vitamins B5 kann man eine Reihe betrachten, die einen Parameter nicht nur innerhalb eines Systems normiert, sondern auch gleichzeitig neben diesem System die ganze Umgebung und alles, was dieses System im System gemeinsamer Verbindungen und so weiter verbindet, in Ordnung bringt. Diese Reihe ist die folgende - **591648949718317**. Das weitere Prinzip der Normregulierung, bei dem der aus der Steuerung stammende Impuls selbst das System und die Umgebung normiert, kann recht oft für die Betrachtung der Elemente der gemeinsamen Steuerung angewendet werden.

Der Schöpfer handelt, indem er sowohl das Einzelne als auch das Allgemeine schafft. In diesem Zusammenhang ist das, was als eine Menge geschaffen wird, und zugleich eine Teilmenge in Ordnung bringt, ein wichtiges Element der äußeren Steuerung, wenn jede Struktur im System der ewigen Entwicklung quasi fest verankert ist. Das ist ein wichtiger Bestandteil der Bewusstseinsentwicklung im Sinne der Technologien der ewigen Entwicklung und er kann durchaus für ultraschnelle Lösungen angewendet werden. Beispielsweise kaufen Sie ein Lebensmittel im Supermarkt, z.b. ein Brötchen mit Füllung. Dabei können Sie gedanklich die Sphäre der absoluten Norm ins Innere von Brötchen hineinführen, ohne sie in die Zahlenstruktur zu übertragen. Sie können wahrnehmen, dass diese Sphäre die absolute Härte der ewigen Entwicklung in der Welt allgemeiner Verbindungen ist. Dann erhält das Brötchen die Eigenschaften, die bereits auf die Schaffung und Gewährleistung Ihres ewigen Lebens in Ihrer ewigen Entwicklung gerichtet sind.

Vitamin B9

Laut Studien ist es am Stoffwechsel und der Synthese von Aminosäuren, Nukleinsäuren beteiligt, fördert die Blutbildung, das Gehirn und wirkt positiv auf die Verdauung.

Da es überdies dem Vitamin B12 nahe liegt, kann man nun in diesem Fall bei der Steuerung den folgenden Zusammenhang in Betracht ziehen: Die Vitamine, die sich in ihrer Wirkung als naheliegende Stoffe erweisen, können auch auf der Informationsebene als nächst liegende Systeme mit vergleichbarer Wirkung ineinandergreifen. Mit Rücksicht darauf, dass es dabei unter anderem auch um die Synthese von Aminosäuren, Nukleinsäuren geht, kann eine Wirkung untersucht werden, die den Aufbau von für den Körper notwendigen Lebensmitteln steuert. Das ist ein wichtiger Bestandteil in der Steuerung der ewigen Entwicklung, wenn Sie mehrere Prozesse selbstständig regeln können, wobei der Geist die Entwicklung von materiellen Systemen steuert. Damit sind

Sie in der Lage, auf die Art und Weise, in der Sie unterschiedliche Varianten derselben Synthese von Aminosäuren bzw. Nukleinsäuren sehen lernen, die Steuerung auf der geistigen Grundlage durchzuarbeiten und sie durch die geistige Ebene zu ersetzen. Daraus ergibt sich eine superstarke, von äußeren Umständen unabhängige Steuerung, wenn Sie über eine Ereignisnorm verfügen. Und dies ist eine ernsthafte Situation in der ewigen Entwicklung des Körpers, weil Sie dann, wenn der Geist selbständig und nicht mit Hilfe von z.B. Vitamin B9 steuern kann, selbstverständlich ein zusätzliches Reservesystem in der ewigen Entwicklung erhalten.

Nachdem die Nähe des Stoffs zum Vitamin B12 festgestellt worden ist, können wir in Erwägung ziehen, dass die Nachbarsysteme auch auf der geistigen Grundlage gesteuert werden können. Das heißt, dass es im Grunde ausreichend sein wird, beispielsweise die Synthese von Aminosäuren zu steuern, um jedes Organ des Körpers absolut gesund zu halten. Und nun kann dieser Einheitsimpuls sowohl aus der Vergleichsebene (z.B. zweier Steuerungsebenen Vitamin B9, B12) als auch aus der Ebene des Trainings des inneren Betrachtens von Syntheseabläufen verschoben werden.

Man kann den Faktor untersuchen, der im kollektiven Bewusstsein festgehalten wurde, nämlich dass die Wirkung auf die Blutbildung im Gehirn gefördert wird. Indem das Gehirn als Steuerungssystem in bestimmten Systemen der ewigen Entwicklung betrachtet wird, können wir durchaus auf der entgegengesetzten Ebene, d.h. vom Signal im Gehirn aus sowie auf der Ebene der Nährstoffe durch die Wirkung dieses Vitamins in die primäre Organisation der Welt gelangen und bereits durch das Gehirn im eigenen Denken ein Steuerungsschema bilden. Ein sehr wichtiges Prinzip ist hier darin erkennbar, dass die Steuerung nicht nur unmittelbar vom Ziel der Steuerung aus, sondern auch von deren Endpunkt möglich ist. Wenn das Steuerungsprinzip selbst, der Steuerungssummand selbst sowie der Berechnungsweg selbst durch die Lösung einer Umkehraufgabe organisiert wird. Den Endimpuls kennen wir und davon ausgehend betrachten wir, wie sich alles zusammenfügt. Danach schließen wir die lichtoptische Wahrnehmung der Steuerung auf den Primärimpuls ab. Auf diese Art und Weise können wir alle Zwischensysteme kontrolliert entschlüsseln, damit die spirituelle Handlung, die Handlung des Geistes, die physische Materie steuern kann.

Dass Vitamin B9 positiv auf die Verdauung wirkt, kann man hier durchaus mit dem Zusammenwirken von in den Körper aufgenommenen Lebensmitteln verbinden und untersuchen, auf welchen Wegen diese Lebensmittel überhaupt in Ihren Körper gelangt sind, sowie die Steuerung auf die unendliche Zukunft einstellen, selbst von den äußeren Lebensmitteln ausgehend, die jemals in den Körper gelangt sind und generell gesehen noch gelangen können, oder Sie bauen sie durch Ihr Bewusstsein auf. Die Zahlenreihe lautet wie folgt – **49831689851964971**.

In den Technologien der ewigen Entwicklung ist wichtig, dass die Lebensmittel, die am nützlichsten sind und die Sicherung des ewigen Lebens des Menschen sowie der ganzen Menschheit am wirksamsten fördern, strukturell zusammenwirken und durch ziemlich konkrete Kategorien und eindeutige, für jeden begreifbare Systeme definiert werden.

In diesem Fall kann man also ein sehr ernsthaftes Element der ewigen Entwicklung erkennen, das damit zusammenhängt, dass sich durch das Vitaminsystem unterschiedliche Lebensmittelgruppen in Vitaminstrukturen ordnen lassen. Zu jedem Vitamin gibt es eine Lebensmittelgruppe, die auf die eine oder die andere Weise in den Körper gelangen muss. Andersherum kann es auch gehen: eine Lebensmittelgruppe baut ein Vitamin auf. Demnach ist selbst die Konzentration der Lebensmittel, die für die ewige Entwicklung am nützlichsten sind, hier bei der Entdeckung innerer Zusammenhänge in den Strukturen des ewigen Lebens, der ewigen Entwicklung absolut deutlich zu erkennen. Der Schöpfer hat uns diejenigen Lebensmittel gegeben, die die ewige Entwicklung organisieren können, also ist es möglich, in den Lebensmitteln solche Zusammenhänge zu erkennen und zu versuchen, sie abhängig von persönlichen Erfahrungen zu regulieren. Wenn Sie irgendwo vor der Wahl der Nahrung stehen, können Sie sich durchaus gleich diese Aufgabe vornehmen und sich bemühen, im inneren Denken zu erkennen, wieso Sie sich für das eine oder das andere Lebensmittel entscheiden können. Dieser Begriff „im inneren Denken" gilt also in dem Moment, in dem Sie anfangen, den Gedanken quasi ins Innere der Lebensmittel bzw. ins Innere des Systems der angebotenen Information zu bringen, und bereits von da aus auf den Ihnen am nächsten liegenden Gedanken eine Information übernehmen.

Es könnte folgenderweise wirken: wenn Sie ein Lebensmittel mit dem Finger berühren, dann entstehen Tastempfindungen in Ihrem Finger, dadurch können Sie seine Dichte, Temperatur usw. bestimmen. In dem Fall hier geht es darum, dass Sie die Struktur Ihres Bewusstseins direkt in die physische Realität dieses Lebensmittels hineinbringen würden und bereits von da aus eine spezifische Rückmeldung auf das Basissystem Ihres Bewusstseins wahrnehmen würden, das z.B. näher am Gehirn und näher am physischen Körper liegt. Das Bewusstsein beginnt, sich am Lebensmittel-Mensch-System bereits auf einer konkreten Ebene als ein um den physischen Körper beaufsichtigt liegendes Element zu beteiligen. Dabei gilt als wichtig, dass mit Hilfe des Bewusstseins möglich ist, Lebensmittel zu beeinflussen, ihre Struktursysteme zu ändern, sie ins System der ewigen Entwicklung zu steuern. Es sind nämlich einige Fälle der direkten Einwirkung auf Stoff durch Denken bekannt. Diese Fälle sind belegte Experimente, z.b. solche wie die Einwirkung auf den Stoff im Vakuum oder die Einwirkung auf den Foto-Film durch Belichtung, um nur einige zu nennen, die zu den Steuerungselementen physischer Stoffe durch Gehirntätigkeit gehören. Der Bereich der Informationen, die diesen Fällen im kollektiven Bewusstsein entsprechen, kann zur direkten Einwirkung auf den Stoff der Lebensmittel zwecks Normierung der Lebensmittelzusammensetzung zur Sicherung der ewigen Entwicklung eingesetzt werden. Sie können sich die eine oder die andere Zahlenreihe aussuchen, und Sie erhalten somit eine der Zahlenreihe entsprechende Normierung.

Für das Vitamin B9 wird die Steuerung in Richtung der ewigen Entwicklung und der Auferweckung aller Dahingegangenen sowie auch des Nichtsterbens der noch Lebenden generell durch die folgende Zahlenreihe bestimmt – **94931831749861**. Für das Nichtsterben der Lebenden gibt es auch eine einzelne Zahlenreihe – **59458931948_61**. Man kann unterschiedliche Zahlenreihen für das Nichtsterben der Lebenden einsetzen, d.h. daraus Systeme aus zwei, drei Reihen für verschiedene Elemente bilden und sich somit Ereignisse des ewigen Lebens sichern.

Vitamin E

Es gibt Hinweise darauf, dass es die Muskelaktivität und die Funktion der Geschlechtsdrüsen stimuliert. Wenn man versucht, diese Funktionen miteinander zu vergleichen, kann man sehen, dass es im Prozess der ewigen Entwicklung ein wichtiger Faktor ist, dass jedes Element der menschlichen Tätigkeit in der ewigen Entwicklung unentbehrlich ist und als ein System zur Sicherung der ewigen Entwicklung auftreten kann.

Von dieser vorläufigen Erklärung ausgehend, kann man für Vitamin E die folgende Zahlenreihe zur Sicherung des ewigen Lebens und der ewigen Entwicklung anwenden – **498713219498647**. In der Struktur der Informatisierung eines Aufzuerweckenden durch Vitamin E lässt sich der Ansatz anwenden, bei dem verschiedene Elemente und darunter auch Vitamine in die Struktur des Auferweckenden in Form einer Information eingeführt werden, und ferner entwickeln sie sich aber bereits zu den vollständigen Formen, schließen sich auf der Ebene des Informationsaustauschs des Auferweckenden mit einer Außenwelt. Im Endeffekt können wir aber von diesem Standpunkt aus sehen, dass sich tatsächlich Wirkungen beliebiger Stoffe auf der Ebene eines jeden Prozesses berücksichtigen lassen.

3. SPEZIAL-ZAHLEN FÜR DEN UMGANG MIT LEBENSMITTELN

Und bereits im Übergang von Vitaminen zu umfangreicheren also Elementen der Außenwelterforschung, der Erforschung der menschlichen Innenwelt kann sich ergeben, dass die Interaktion der Steuerung mit der Materie, d.h. mit bestimmten Stoffen, durch die Reihe **219497_319** erhöht werden kann. Hier können Sie sich in Richtung der Problemlösung der unendlichen Entwicklung und des unendlichen Raums entfalten. Von diesem Standpunkt aus sieht die Konzentration für die ewige Entwicklung, das ewige Leben des Menschen in Bezug auf Erschließung der sämtlichen Räume und Benutzung z.B. der Struktur einer Substanz, in dem Fall des Vitamins E wie folgt aus – **519317949478**. Diese Art der Konzentration bildet im Bewusstsein sowohl die Aufgaben als auch ihre Lösungen. Der Mechanismus der bewussten Stellung der Aufgaben, die mit Hilfe des eigenen Bewusstseins gelöst werden können und die eindeutig das ewige Leben des Menschen sichern, ist die Wirkung u.a. auch dieser Reihe mit Zugabe der Zahlen 294891 vor der Reihe. Sie können die Entwicklung als Beginn einer Reihe vom menschlichen Körper aus in die entgegengesetzte Richtung betrachten. Dann fallen fast der gesamte Außenraum, alle äußeren Informationen in den einem Fächer ähnelnden Informationsspeicher zusammen. Und nun auf dieser Ebene, wie in den einzelnen Sektoren des Fächers, können Sie das Zusammenwirken aller vorhandenen Systeme, z.B.: die Gesellschaft, den Körper und die Außenwelt beobachten. Aus internen Verbindungen können Sie eine tiefere Verbindung erkennen, die sich in all dem auf der Informationsebene bildet, beispielsweise wie das Sozialsystem mit den aufgenommenen Lebensmitteln zusammenwirkt. Dieses System lässt den Körper in Bezug auf die aufgenommenen Substanzen sehr gut durchleuchten. Und übrigens ist es ein gutes Element für die Zustandsnormalisierung durch Lebensmittel, die Ereigniskorrektur in Richtung der ewigen Entwicklung.

In dem einen Wahrnehmungssektor betrachten Sie das System der Entwicklung der Gesellschaft, in dem anderen die vorhandenen Lebensmittel. Dabei ist es möglich, die Geometrie der Lebensmittelpositionierung im Körper genau zu bestimmen. Als Nächstes legen Sie eine Verzehrdauer fest und beobachten, wie sich die Lebensmittel in Ihrem Körper verbreiten und Sie in Richtung der ewigen Entwicklung orientieren. So können Sie sich für neue Lebensmittel entscheiden und sie in Form von einigen Rezepten die Sie zur ewigen Entwicklung steuern, miteinander kombinieren, Sie können sich weiterhin bis auf die Ewigkeit heranarbeiten, indem Sie sich Ihre Lebensmittel mit Hilfe der Reihe **498641_01948** bewusst aussuchen.

Wenn Sie sich für z.b. eine Banane oder eine Tomate bzw. einen Apfel oder ein anderes Lebensmittel entscheiden, können Sie sehen, dass eine Kombination von z.b. einem Apfel und einer Banane in einem bestimmten Verhältnis eine höhere Ebene der Steuerung in Richtung der ewigen Entwicklung erreicht, als z.B. die Kombination von einem Apfel und einer Tomate in einem Zustand, wenn Sie Hunger haben. Wenn Sie dagegen satt sind, reicht eventuell für dieselbe Wirkung eine Banane oder sogar ein Apfel.

Daher ist es wichtig, die Steuerung aus dem Verzehr innerlich wahrzunehmen und zu betrachten. In der Tat nimmt der Mensch ziemlich oft wahr, dass beim Verzehr von Lebensmitteln in Hinblick auf die Informationen nebenbei ein ziemlich ernsthafter intellektueller Prozess läuft. Wenn Sie versuchen, diese Informationen zu entschlüsseln, sehen Sie, dass selbst der Körperaufbau in Übereinstimmung damit, wie der Körper an Lebensmittel gelangt, ein sehr ernsthaftes Element der Weltentwicklung ist, wobei es heißt, dass der sich in Richtung Ewigkeit entwickelnde Körper auch Wissen und bestimmte Informationen an alle externen Systeme weitervermittelt. Die Lebensmittelebene verdichtet sich im Endeffekt als eine Ebene der konzentrierten Informationen.

Wenn verschiedene Arten von Tieren, die auf der Erde leben, verschiedene Arten von Pflanzen als Nahrung verzehren, ergibt sich im Endeffekt ein absolut ausgewogenes Niveau – die Quelle einer Energie, die dann als eine universelle Quelle der ewigen Entwicklung für alle Systeme auftreten kann. In diesem Fall, angesichts der ewigen Entwicklung von Mensch, später auch von Tieren, Pflanzen usw., können Sie mit Hilfe der Zahlenreihe **2948168** auf das Errichten einer einzelnen Ebene steuern, einer universellen Ebene für den Verzehr in Bezug auf Informationen, wobei keine einzige Lebensform eine andere vernichtet und die ewige Entwicklung jedem Einzelnen gewährleistet wird. Hier wird nämlich das Errichten solcher Systeme auf der Ebene der physikalischen Realität betrachtet, die zur ewigen Entwicklung führt, und dabei ist diese Ebene der Information, diese Art der Energiequelle, immer für jeden sichtbar, und jeder hat Zugang zu deren Informationen über die Ebene seines Bewusstseins.

Zunächst einmal geht es selbstverständlich um die Bildung des Selbstbewusstseins, unter anderem aber auch um die Bildung des mit Hilfe der Zahlenreihe **3194819804** auf andere Systeme verteilten Bewusstseins. Die Erkenntnis und das Verständnis, wie dieses Bewusstsein auf andere Systeme übertragen wird, kann durch den inneren Sinn, die innere Ebene der Situationserfassung aus dem Verzehr bestimmt werden. Das heißt, z.B., wenn ein Apfel von einem Menschen verzehrt wird oder z.B. von einem Hund, ist auf der Ebene des Verzehrs eine gewisse Ähnlichkeit in den Prozessen des Stoffwechsels sowie in den Prozessen der Wahrnehmung deutlich zu erkennen. Durch die Übereinstimmungen kann hier die Wahrnehmungsebene des Hundes erfasst werden. Die Gemeinsamkeiten in der Wahrnehmung können Sie dazu anregen, dass Sie versuchen, zu entschlüsseln, was für Wissen der Hund zum ewigen Leben eines Hundes z.B., oder einer Katze bzw. einer anderen Lebensform der Tier- oder Pflanzenwelt benötigt. Die Zahlenreihe zum Erlangen solches Wissens lautet: **5986418**. Das gedankliche Vorsagen der Zahlenreihe **8941898** vermittelt einem Hund das Wissen über dessen Erreichen des ewigen Lebens und ruft die Heilung des Hundes hervor, wenn Sie diese Reihe auf die vom Hund verzehrenden Lebensmittel in Gedanken projizieren. Das gedankliche Vorsagen der Zahlenreihe **471918498** vermittelt einer Katze das Wissen über deren Erreichen des ewigen Lebens und ruft die Heilung der Katze hervor, wenn Sie diese Reihe auf die von der Katze verzehrenden Lebensmittel in Gedanken projizieren.

Das Zusammenwirken auf der Lebensmittelebene scheint das zu sein, was unterschiedliche Arten und deren Systeme auf der Ebene der Realitätserkenntnis in Bezug auf die Gesamtrichtung der ewigen Entwicklung vereint. Es wäre wünschenswert, solch einen wichtigen Faktor als Grundprinzip der Steuerung im Bereich der Sozialisierung der Steuerungswirkung in Bezug auf Lebensmittel in Richtung der ewigen Entwicklung festzulegen. Sie können in Handlungen von Tieren sowie in Pflanzen vergleichbare Richtungen erkennen, die nach anderen Kriterien einschlagen, als es oft bei einem Menschen der Fall wäre, damit können Sie im Sinne der gemeinsamen Idee der ewigen Entwicklung für alle strukturierter weiter fortschreiten.

In diesem Fall werden Lebensmittel durch geistige Steuerung überall abgelöst, indem sich die Information und die Zeit überlappen. Dabei können Probleme auftreten, die auf der Ebene der Ideologie, der Gesellschaftsmoral zu lösen sind. Es ist zu beachten, dass das Lebensmittel selbst aus der Sicht der Umsetzung der allgemeinen Wissenssystematik in Hinblick auf den Aufbau von Systemen der ewigen Entwicklung erst erforscht werden muss. Die Lebensmittel können zu diesem Zweck nach Form, Art usw. unterteilt werden. So bieten, z.B., die roten Lebensmittel eine dem Körper näher liegende Erkenntnisstufe der ewigen Entwicklung, die weißen Lebensmittel dagegen eine strategisch ferner liegende Stufe usw. Die Verwendung von Farben auf dieser Ebene der Wahrnehmung lässt die Steuerung nicht nur registrieren, dezentralisieren, konzentrieren, sondern auch ermöglicht Ihnen, sich auf die Art und Weise zu bewegen, wobei Sie Lebensmittel im Sinne ihrer weiteren, ihnen zugewiesenen Aufgaben in der ewigen Entwicklung betrachten und diese Aufgaben bereits in einen tieferen Konzept der ewigen Entwicklung für alle einbeziehen können.

Bei einem Lebensmittel wie dem Salzlakenkäse aus Kuhmilch können wir uns eine dem Lebensmittel angemessene Form der Information vorstellen und die Wirkung dieser Form auf das Element des Bewusstseins in Richtung der ewigen Entwicklung verbreiten. Milch als Lebensmittel, aus dem der Salzlakenkäse hergestellt wird, ist kein Lebensmittel, das die Beendigung des Lebens beschleunigen kann. Hierauf können wir den Salzlakenkäse als eine generalisierende Ebene im System der Lebensmittel wahrnehmen, in dem die Arten der Lebensmittel vorkommen, die keinen Schaden im Sinne jeglicher Zerstörung anrichten.

Auf der Ebene der Wahrnehmung können Sie diese Informationen in Form von bestimmten gebogenen Flächen erkennen, die ungefähr 5 m von Ihnen entfernt sind. Die erste Fläche bedeutet, dass die Milch jegliche Möglichkeiten bzw. Leben eines Dritten nicht beeinträchtigt, die zweite Fläche bedeutet, dass die Milch dem Körper guttut, und die dritte Fläche können Sie sich z.B. als verarbeitetes Produkt – Salzlakenkäse – vorstellen. Bei der Vorstellung dieser drei Schichten können Sie sie im Geiste untereinander verbinden, und in dem Moment der Verbindung erscheint eine Menge von Zahlenreihen, die in Ihrem Bewusstsein als einzelne Zahlen gebildet werden können. So können Sie im Prinzip bestimmte Zahlensysteme betrachten, die sich aus einem Verständnis der Richtung der Entwicklung im Zusammenhang mit Lebensmitteln ergeben.

In Bezug auf weitere Lebensmittel, z.B. Naturjoghurt mit 1,5 % Fett können Sie Verbindungselemente erkennen, die damit zusammenhängen, warum Sie in einigen Fällen ausgerechnet Joghurt mit 1,5 % Fett brauchen. Warum er häufiger verzehrt und mehr gewünscht wird als Joghurt mit 5 % Fett. Womit ist das Element des Fettanteils verbunden und zu welchem Zweck lässt es sich variieren? Oder ist es nur eine Besonderheit des Konsums, dass sich dieser Joghurt am besten verkaufen lässt? Wenn nicht, warum dann?

Wenn Sie darüber reflektieren, wie schnell die Lebensmittel ausverkauft werden, können Sie sehen, dass die meisten schnell ausverkauften Lebensmittel, d.h. auch die am häufigsten verzehrten Lebensmittel jene Lebensmittel sind, die über Informationen zur ewigen Entwicklung verfügen. Sie müssen versuchen, in verschiedenen Lebensmitteln – auch in den seltenen Lebensmitteln – jene Konzepte zu finden, die auf die Gestaltung der ewigen Entwicklung auf der Grundlage Ihrer geistigen Arbeit gerichtet sind.

In dieser Hinsicht haben Sie mehrere Faktoren zu berücksichtigen, die die wechselseitigen Beziehungen bestimmen, z.B. die Angaben fett bzw. fettarm bei Kefir. Die Übertragung der Eigenschaften eines Lebensmittels auf die eines anderen lässt sich mit Hilfe der Konzentration auf die Zahlenreihe **498641019** vornehmen. Fettarmer Kefir unterscheidet sich von fettem nicht nur durch den prozentualen Fettanteil, sondern auch durch die Wahrnehmung des Geschmacks, die die Elemente der Ewigkeit im Lebensmittel differenzieren lässt. Da ist genau die Ebene, die als Grundlage für die ewige Entwicklung gelegt wird, auf welche Art und Weise Sie ein bestimmtes Lebensmittel in den Bereich der ewigen Entwicklung bringen können. Hier ist es für Sie möglich, zur Steuerung über ein Lebensmittel überzugehen, d.h. das Lebensmittel auf die Gestaltung der ewigen Entwicklung zu richten, wenn es über einen ausgeprägten Bereich im kollektiven Bewusstsein verfügt. So passt z.b. für fettarmen Hüttenkäse eine Art der Steuerung und für fetten Hüttenkäse eine andere.

Ferner, wenn wir die Milch untersuchen, kommt hier die auf die meist generalisierende Art wirkende Steuerung vor. Bei der Acidophilusmilch haben wir mit dem am längsten wirkenden Steuerungssystem zu tun und bei dem Vollmilchpulver mit einem am kürzesten wirkenden. Und so ist es möglich, im Bewusstsein eine interne Skala von abstufenden Steuerungssystemen zu bilden. Wenn Sie beispielsweise Kondensmilch verzehren – dies ist normalerweise die dritte Art der Steuerung, die durch hohe Dichte gekennzeichnet ist – können Sie die Steuerung als eine intensive Steuerung betrachten.

Sauermilch (Prostokvasha) ist eine Art der Steuerung der Wahrnehmung, die sich mehr auf die äußeren Informationssysteme aus der Sicht des Menschen bezieht. Sie können das System der Steuerung auch so einteilen, dass Sie in den Lebensmitteln sehen können, was sich aus der Sicht des einen oder des anderen Lebensmittels steuern lässt. Und Rjaschenka (Streptococcus thermophilus fermentiertes Sauermilcherzeugnis) übernimmt z.B. eher die Steuerung von inneren Prozessen innerhalb des Körpers usw.

Sie können auch nach dem Prozentsatz eine innere Klassifikation auf dem Erkenntnisweg zur ewigen Entwicklung anlegen. Sahne mit 10 % Fettanteil ist beispielsweise mehr die Steuerung zur Regulierung des Herz-Kreislauf-Systems und gleichzeitig zur Verbindung mit den äußeren Elementen, d.h. die Steuerung von entfernten -künftigen Ereignissen, und Sahne mit 20 % Fettanteil ist hauptsächlich für das Muskel-Skelett-System und mehr die Steuerung von Prozessen im Zusammenhang mit taktischen Aufgaben.

Wenn Sie dementsprechend weiter die Lebensmittel im System der ewigen Entwicklung betrachten, können Sie dasselbe in Bezug auf den prozentualen Anteil sehen. Saure Sahne mit 10% Fettanteil (Sauerrahm) ist das, was hinsichtlich des Zwecks der ewigen Entwicklung den Handbewegungen entspricht, beispielsweise schafft da ein Bildhauer eine Skulptur, ein Künstler zeichnet ein Bild, ein Schüler schreibt in der Schule usw. Saure Sahne mit 20 % Fettanteil (Schmand) entspricht der Struktur der Reflexion darüber, was geschaffen worden ist. Daraus ergibt sich, dass Sie innerhalb desselben Lebensmittels abhängig davon, wie die prozentualen Anteile, z.B. des Fettgehalts, zusammengestellt sind, von Beginn der Handlung bis zu deren Ende komplett sehen können, was im System der Steuerung passiert.

Logischerweise stellt sich heraus, dass Sie, wenn Sie das Lebensmittel in Form von bestimmten Schemata betrachten, indem Sie es in die Unterstrukturen, Bestandteile, sogar das Gewicht des Lebensmittels unterteilen, sehen können, dass in einem Lebensmittel tatsächlich unter anderem auch alles vorhanden ist, was Sie vom Anfangsstadium der Entwicklung an bis zur Erkenntnis des Systems der ewigen Entwicklung brauchen. Jedes Lebensmittel ist die Quelle der ewigen Entwicklung. Wenn Sie dieses Prinzip umsetzen, können Sie das Lebensmittel in Bezug auf die ewige Entwicklung, bezüglich der Anwendbarkeit betrachten.

Beim Übergang zu Quarkriegeln und Quarkpasten beispielsweise, wird die Konzentration mittlerweile höher, und es stellt sich heraus, dass die konzentrierte Information beginnt, umfangreicher zu wirken und in sich sowohl den Anfang als auch die nachfolgende Handlung zu enthalten. Je dichter die Art der Steuerung, z.B. bei Käse Rossijskij,

Holländer oder Schweizer Käse ist, desto höher scheint die Konzentration der Steuerung auf der Ebene ihrer inneren Verbindungen zu sein. Deshalb, wenn wir dieses System im Hinblick auf die Entwicklung von Körperaktivitäten betrachten, können wir durchaus erkennen, dass bei der Änderung von Konzentrationen entsprechend auch das Steuerungssystem geändert werden kann.

Somit ist es möglich, Rezepte zusammenzustellen, die bei der Anwendung der Steuerung als Rezepte für das ewige Leben gelten können. Wichtig ist dabei, dass Sie selbst beim Verzehr gewöhnlicher Gerichte durch Hinzufügen einer kleinen Menge von z.B. Salz, Pfeffer oder eines anderen Gewürzes zum fertigen Gericht die Ernährung in Richtung des ewigen Lebens und der ewigen Entwicklung lenken können.

Bei der Steuerung in Richtung des ewigen Lebens und der ewigen Entwicklung anhand von Informationen über Lebensmittel für den Käse „Poschechonskij" können Sie erst die Wortkonstituente des Prozesses untersuchen. Bei der Analyse des Käsenamens „Poschechonskij" können Sie eine gewisse Detaillierung der Steuerung bezüglich der Namensverwendung in Betracht ziehen. In diesem Fall können Sie mit dem Namen Folgendes tun: In Ihrem Bewusstsein können Sie sich in einer Entfernung von ca. 5 m eine leuchtende Sphäre von geringem Umfang bis 2-3 cm mit einem hellen Glimmen vorstellen und diese Sphäre auf den Namen „Poschechonskij" projizieren. Ferner beginnt diese Sphäre stark zuzunehmen und weist auf die wichtigsten Kontakte mit der globalen Informationsebene hin. Aus den Makrobereichen der Information ergibt sich die Herstellungsgeschichte dieser Käsesorte. Angesichts der historischen Parameter, die sich auf die Eigenschaften des Lebensmittels, dessen Vertrieb und spezielle Aspekte seiner Produktion beziehen, erhalten Sie die Steuerung in Bezug auf die Verbindung mit Ereignissen aus der Vergangenheit. Wichtig ist dabei: wenn Sie beginnen, die Informationen aus der Vergangenheit für die Steuerung von endlosen Ereignissen in der Zukunft zu verwenden, müssen Sie das Prinzip des Zusammenrollens von Ereignissen der Vergangenheit einsetzen. Die ganze Linie der vergangenen Ereignisse lässt sich als eine Art Teppichläufer vorstellen, der sich zusammenrollt und den Sie unzählige Male immer wieder nach vorne ausrollen.

Die ganze Vorgeschichte des Lebensmittels, über mehrere Jahrhunderte, erscheint Ihnen in Form einer Sphäre bzw. eines Zylinders als Behälter der Information, die sich vor Ihnen nach vorne ausrollt und dabei ihre Eigenschaften manifestiert. Zu diesen Eigenschaften lassen sich auch die Parameter der ewigen Entwicklung hinzufügen. Um diese Parameter dann in die Steuerung mit einzubeziehen, müssen Sie sie als Erstes zu den Elementen der Vergangenheit hinzufügen, als ob Sie das System in der aktuellen Zeit testen würden. Und das Auftreten von hellen Farbtönen in diesem Moment zeigt Ihnen, dass Sie richtig steuern. Um richtig zu steuern, müssen Sie selbstverständlich den ganzen Prozess der Steuerung in einer Entfernung von sich selbst betrachten, als ob Sie die Eingangsparameter in ein bestimmtes Gerätesystem einführen und dabei die Ausgangsparameter erhalten würden. Daher können Sie hier die gesamten Eigenschaften des Lebensmittels beobachten, darunter auch die, die sich als nützlich für die ewige Entwicklung erweisen. Diese Informationen lassen sich in die Zukunft übertragen und entwickeln. Dabei erfolgt die Entwicklung nicht nur in der Steuerung des Lebensmittels, sondern auch in der Reaktion des Körpers. Einige Körperfunktionen lassen sich dementsprechend in Bezug auf die Entwicklung der Technologie des ewigen Lebens nachsteuern.

Beim „Schmelzkäse" ist für Sie die Information in Bezug auf die Wortkonstituente „Schmelz" relevant. Diese weist auf die spezielle Technologie der Käseherstellung hin, die den Käse nämlich als Schmelzkäse aussehen lässt. Das ist eine der Methoden, die Sie in den Eigenschaften des Lebensmittels sowie in dem Namen des Lebensmittels sofort die richtige Technik erkennen lassen und die Steuerung aus dem primären Impuls heraus absolut eindeutig strukturieren lässt. Dies ist eine Art der Technologie, die darauf basiert, dass das ganze Steuerungssystem bereits im primären Impuls enthalten ist, in dem es nicht nötig ist, die Entwicklung der Information in der Vergangenheit zu analysieren. Die Sphäre der Steuerung, die Sie optisch durch Ihr geistiges Auge wahrnehmen, beinhaltet dies alles bereits in sich. Je stärker Sie die Sphäre wahrnehmen, desto weiter in Richtung der ewigen Entwicklung geht die Steuerung. Dieser besondere Zustand zeigt sich so, als ob Sie sich bemühen würden, die Sphäre in Richtung künftiger Ereignisse geistig zu verschieben, sie durch Ihre geistige Willensanstrengung wegrollen zu lassen, und dabei sogar eine Rückmeldung aus der Sphäre heraus empfinden würden. Je fester und präziser die Rückmeldung wäre, desto genauer würden Sie sie in Richtung künftiger Ereignisse verschieben, weil das ewige Leben und die ewige Entwicklung ein relativ festes strukturiertes System in Ihrem Bewusstsein sind und es von außen ebenso wie das feste System der Informationsverbindungen wahrgenommen wird.

Das bedeutet, dass Sie bei der Analyse eines weichen Lebensmittels wie Schmelzkäse zu einem festen System der ewigen Entwicklung überblenden, in dem wieder Gesetzmäßigkeiten in Bezug auf die ewige Entwicklung, in Bezug auf die Nichtzerstörung, Nichttötung sowie das ewige Leben vorkommen. Zu berücksichtigen ist hier, dass beim Aufbau der ewigen Entwicklung immer ein recht eindeutig tätiges Steuerungssystem errichtet werden muss, dass auf jeden Fall zum ewigen Leben führt.

Bei der Analyse des nächsten Lebensmittels – „Hüttenkäse fett" – können Sie diesen Vorgang als Prozess der Detaillierung der Steuerung betrachten. So bedeutet beispielsweise die Lebensmittelkategorie „Hüttenkäse halbfett" bzw. „Hüttenkäse fettarm", dass sich einige Komponenten innerhalb eines Lebensmittels variieren lassen. In diesem Fall ist es eben der Fettanteil. Jedes in der Wahrnehmung veränderbare Steuerungsmodell lässt sich durch verschiedene Halbtöne variieren. Der Volksmund sagt: „Steter Tropfen höhlt den Stein". Für Sie bedeutet das, zu versuchen, zwecks der Steuerung in Richtung der ewigen Entwicklung auch nicht explizit vorkommende Bereiche der Steuerung anzuwenden. Dafür können Sie das Prinzip des dynamischen Zugangs zum Steuerungssystem ansetzen, bei dem die verschiedenen Halbtöne auftauchen, d.h. keine konkreten steuerungsorientierten Zielsysteme, sondern die erst in Richtung Steuerung gestarteten Zyklen, die noch nicht vollständig abgeschlossen sind, auch diese Halbtöne können das System der ewigen Entwicklung sichern.

Daher können Sie während der Betrachtung der Steuerung, beispielsweise durch die Zahlen eines Lebensmittels wie Hüttenkäse, in Richtung der ewigen Entwicklung die eigentliche Information des Lebensmittels in einer Entfernung von seiner physischen Masse wahrnehmen. Danach müssen Sie genau zusehen, was für ein Leuchten von diesem Lebensmittel auf die Information kommt. Dieses Leuchten bedeutet das ewige Leben und die ewige Entwicklung. Bei der Wahrnehmung der Zahlen **258041_818** erzeugen Sie die Steuerung zum Erreichen des ewigen Lebens von jedem, der dieses Lebensmittel verzehrt.

Sie können eine Steuerung zeigen, bei der Sie durch die Erfassung von Details ans endgültige Ziel der Steuerung gelangen. Hier ist wichtig, einen Impuls zu erkennen, durch den festgehalten wird, dass auch wenn Sie eine Steuerung in Bezug auf die Detaillierung machen, Sie trotzdem das endgültige Ziel der Steuerung – das ewige Leben – zu realisieren haben. Selbst auf der letzten Ebene kurz vor dem Ziel der Steuerung, wenn das Ziel noch nicht realisiert ist, sollte also das Ziel innerhalb des Elements, welches das Ziel verwirklichen lässt, in der Tat bereits realisiert sein. So haben wir eine recht vielschichtige Steuerung, welche Bestandteile aller realisierbarer Systeme der Zukunft mit enthält. Diese Methode bietet die Stabilität der Steuerung auf das Ziel der ewigen Entwicklung.

Für solche Lebensmittel wie Fette, Margarine und Butter kann die Steuerung auf die Lebensmittelkombinationen ausgerichtet werden, welche in Hinblick auf das ewige Leben für alle ein Lebensmittel durch die anderen ersetzen lassen. Die Steuerung für diese drei Kategorien lässt sich in Form von drei Sphären darstellen, die auseinandergezogen werden. Das Zusammenspiel dieser Sphären tritt im Punkt der Informationsüberschneidung auf, in welchem Fette natürlichen Ursprungs, die aus bei der Fettproduktion nicht zerstörten Systemen hergestellt werden, die eine Kategorie bilden, und die andere Kategorie bilden entsprechend Fette, z.B. tierischen Ursprungs, welche das Ziel der ewigen Entwicklung der Tiere verfolgen. Diese Kategorie sollte in Hinblick auf die ewige Entwicklung realisiert werden, und die Kategorie von tierischen Fetten sollte in der Information langsam reduziert werden und endgültig verschwinden. Unter anderem sollte z.B. die Steuerung durch Margarine im öffentlichen Verbrauch häufiger ihre Anwendung finden. Außerdem kann man aus dem Ziel des ewigen Lebens für alle u.a. schließen, dass der Verbrauch solcher Lebensmittel wie Butter ruhig erhöht werden kann. Wenn diese Steuerungssysteme funktionieren, können Sie sehen, dass alle Funktionalitätssphären erstens den wirklichen Lebensmitteln entsprechen und zweitens die Informationen der zukünftigen Entwicklung im Zusammenhang mit der Sicherung des ewigen Lebens bestimmen. Bei der Entfernung von tierischen Fetten aus dem Steuerungssystem kommt es darauf an, dass der Faktor der ewigen Entwicklung gerade in den Ursprung der Lebensmittelart landet, aus welchem die Fette stammen.

Lebensmittel „Schmalz/Schmelzfett". Bei der Steuerung ist es ratsam, die Steuerung sofort auf den primären Status des Fetts sowie seine primäre Ebene umzustellen und somit die Steuerung auf die Ebene der ewigen Entwicklung zu bringen.

Dementsprechend auch z.B. bei „Schweinespeck". Sowohl bei der Steuerung als auch bei der Begegnung mit solchem Lebensmittel müssen Sie die Steuerung in Richtung der ewigen Entwicklung für alle Informationsobjekte lenken. Das ist ein wichtiges Element der Entwicklung, bei dem durch ein gewisses Maß an Zivilisation und kollektivem Bewusstsein die Form des Bewusstseins absolut zugänglich und offensichtlich wird, in der alle Lebewesen ewig leben würden. Bereits gegenwärtig ist es notwendig, eine solche Steuerung durchzuführen, solange tierische Fette verzehrt werden.

Beim nächsten Lebensmittel – „Milchmargarine", können Sie sehen, dass beim Margarineverzehr die Aussicht auf die Steuerungsentwicklung im Vergleich mit derselben bei tierischen Fetten klar definiert ist. Ähnlich verläuft die Steuerung bei „Brotaufstrich/Margarine" und bei Mayonnaise. In diesem Fall ist es offensichtlich, dass die Bestandteile dieser Lebensmittel kein tierisches Leben zerstören. In diesem Zusammenhang sei hier anzumerken, dass die Erweiterung von zu verzehrenden Lebensmitteln im Sinne der ewigen Entwicklung zur Entwicklung einer Reihe neuer Lebensmittel führt, die diverse Ressourcen verwenden und z.b. tierische Fette komplett ersetzen, die aber qualitativ gesehen viel wirksamer sind und dem Sinn der ewigen Entwicklung bestens entsprechen. Die Zahlenreihe, die diese Steuerung umsetzt, lautet: **2914893190_598**.

Beim Blick auf das nächste Lebensmittel „Pflanzenöl" müssen Sie eine Steuerung in Betracht ziehen, die aus dem Prinzip der ewigen Entwicklung für alles Lebendige hervorgeht sowie Bedingungen zur Herstellung von Öl schafft, bei der nur ein Teil der Pflanze in Anspruch genommen wird, der im Allgemeinen die geringsten Auswirkungen auf die eigentliche Pflanze hat. Während Sie solche Steuerung aus Ihrem Bewusstsein auswählen, richten Sie sich intuitiv und logisch auf der Ebene der Offenlegung aller Steuerungssysteme dieser Art auf die Realisierung dieser Steuerung des ewigen Lebens für alle. Dabei erhalten Sie die Wirkung vom Pflanzenöl im Sinne der ewigen Entwicklung. Zusätzlich verfügt ja das Öl im kollektiven Bewusstsein noch über das Prinzip der Schmierung, d.h. Sie können auf die Strukturen des kollektiven Bewusstseins in Bezug auf die Ölverwendung in diversen Mechanismen wechseln, wenn die Mechanismen länger arbeiten. Wichtig ist hier auch, alle informativen Summanden des Lebensmittels zu verwenden, und jedes Mal beim Ölverzehr können Sie die Informationen zum Lebensmittel innerlich festhalten, dass dieses Lebensmittel u.a. auch wegen seiner Schmierfunktionen im Körper benötigt wird. Der primäre Gedanke der impliziten Information, ähnlich wie Öl, welches schmiert, könnte sich durchaus als eine positive Eigenschaft des ewigen Lebens verbreiten.

Die Verwendung von verschiedenen Lebensmitteleigenschaften fürs ewige Leben wird mit Hilfe der numerischen Konzentration auf die Reihe **89101498_019** realisiert.

Deswegen, wenn wir nur über die ewige Entwicklung nachdenken, ganz zu schweigen davon, wenn wir die Lebensmittel, deren Herstellung nichts zerstört und niemandem schadet, verzehren und weiter zu verzehren beabsichtigen, steuern wir bereits unseren Körper auf die ewige Entwicklung mit Hilfe des eigenen Denkens.

Mit Blick auf das Lebensmittel „Butter" müssen Sie bedenken, dass jedes Lebensmittel in seinen Eigenschaften über ein bestimmtes Maß an eigener Information zur Sicherung des ewigen Lebens verfügt, das ursprünglich in diesem Lebensmittel zugrunde gelegt worden ist. Der Butterverzehr bildet im Augenblick des Verzehrs die Struktur der ewigen Entwicklung. Die Zahlenreihe der Realisierung des ewigen Lebens durch den Verzehr sieht folgenderweise aus: **298917_2819**. Es gibt Lebensmittel, welche in der Tat Bestandteile des ewigen Lebens enthalten. Bekannt sind einige Überlieferungen über die Verwendung von Elixieren, welche aufgrund verwendeter Substanzen das Leben zu verlängern vermochten. Von dieser Ebene des kollektiven Bewusstseins ausgehend, können Sie dann sogar die Rezepte der ewigen Entwicklung verwenden. Z.B. das folgende Rezept: man nehme Butterschmalz (2 g), Rahmbutter (3 g) und Pflanzenöl (5 g), das alles in einem kleinen Behälter zum Kochen bringen und dann genau 24 Stunden stehen lassen. In 24 Stunden, genau auf die Minute, müssen Sie das Ganze austrinken. In diesem Fall hätten Sie eine Art Elixier des ewigen Lebens.

Aus der praktischen Steuerung heraus, welche sich auf der geistigen Ebene vollzieht, können Sie in diesem Fall immer erkennen, dass nicht das Lebensmittel selbst als Ganzes zum Grundelement dieser

Steuerungsebene wird, sondern die Anbindung dieses Lebensmittels im System der Ereignisse. Oft haben sie ja Auswirkungen auf eine Vielzahl von Rezepturen dieser Art z.b. die Position des Mondes bzw. der Sonne sowie ähnliche Erscheinungen der äußeren und inneren Welt. Bei der Zubereitung einiger Lebensmittel darf man z.b. nicht gereizt sein oder man muss konzentriert an etwas denken, z.b. an eine in der Entfernung brennende Kerze usw. Allerdings ist es wichtig, die Lebensmittelstrukturen als Ganzes überhaupt zu begreifen, um nicht noch Mal unnötig Einzelheiten zu betrachten, z.B. nicht noch mehr Zeit für weitere materielle Systeme in Anspruch zu nehmen. Anstatt die Schmalzbutter, die Rahmbutter und das Pflanzenöl auf physischer Ebene zu vermischen, können Sie sich also eine Sphäre der Informationen vorstellen, die dieser Mischung entsprechen würde und auf der Sphäre die folgende Zahlenreihe 9184919 wahrnehmen, welche Ihnen aufgrund der Informationen aus der Butter-Öl-Mischung das ewige Leben bietet. Ihre durch diese Vorstellung geprägten Gedanken bilden einen geistigen Zustand, in welchem Sie sich unter allen Umständen das ewige Leben zu sichern vermögen, auch wenn die erwähnten Öle bzw. Butter nicht vorhanden sind. Die Entwicklung des eigenen Bewusstseins und des Geistes bis zur Ebene des ewigen Lebens ist daher eine objektiv reale Möglichkeit, ewig zu leben.

Der Geist und das Bewusstsein, die sich bei der Nahrungsaufnahme vereinen, sind die wichtigen Bestandteile der Steuerung. Das russische Sprichwort lautet buchstäblich übersetzt: „Brot ist für alles der König". Dasselbe könnte man über Reis in den orientalischen Ländern sagen. Die wichtigsten Lebensmittel in diesen Sprichwörtern befinden sich nicht zufällig in der Pflanzenwelt.

Sie können das so verstehen, dass die Vereinigung des Bewusstseins und des Geistes auf der Ebene der Information eines Lebensmittels die Lebensmittelqualität in Richtung der ewigen Entwicklung differenzieren lässt. Deswegen spüren Sie sofort den Unterschied, wenn Sie z.B. Roggenbrot und nicht Weizenbrot verzehren. Die Unterschiede beim Lebensmittelverzehr sind ein sehr wichtiges Merkmal für die Entwicklung des Geistes und des Bewusstseins in Richtung der ewigen Entwicklung. Der Vektor der wahrgenommenen Information beim Verzehr des Roggenbrots wird auf die Sphäre des Bewusstseins ausgerichtet, während der ähnliche Vektor des Weizenbrots bereits als ein gänzlich anderer Vektor der Steuerung auftritt, der in gegengesetzte Richtung, also vom Bewusstsein her ausgerichtet wird. Die Wahrnehmung der Richtungen solcher Vektoren bietet die Möglichkeit, die Eigenschaften der Lebensmittel im Sinne des ewigen Lebens zu identifizieren. Demzufolge können Sie die Wahrnehmung in die Sphäre des das Leben schöpfenden Geistes bringen. Dann können Sie zwei Lebensmittel folgendermaßen wahrnehmen: das eine Lebensmittel nehmen Sie durch das Bewusstsein wahr, und das andere durch den Geist. Das Feingebäck können Sie durch die bestimmten geistigen Ressourcen wahrnehmen. Es sieht so aus, dass beim Lebensmittelverzehr in der Tat alle bekannten Systeme, u.a. selbstverständlich auch der physische Körper beansprucht werden. Das impliziert die offensichtliche Schlussfolgerung, dass der Vorgang des Verzehrs im Großen und Ganzem ein durchaus wichtiger Prozess für den Körper aus der Sicht der Wechselwirkungen von Informationen ist. Beim Verzehr vom Roggenbrot, z.B. können Sie in der Wahrnehmung die Information der Lebensmittel sowie den in dasselbe Roggenbrot ursprünglich eingebetteten geistigen Inhalt betrachten.

Wenn man von einem großen bzw. einem kleinen Hefegebäckring mit einem inneren Hohlraum abbeißt, wird man zugleich auf der

Ebene der Information in ein Wechselspiel mit dem Kreis und dessen Konturen involviert. Das heißt, es ist wichtig, beim Lebensmittelverzehr zusätzlich auch noch die Wechselwirkung mit den Formen der Lebensmittel zu berücksichtigen. Das Erreichen des ewigen Lebens durch die Fixierung des Bewusstseins auf die Form des Lebensmittels ist über die folgende numerische Konzentration möglich: **294818_31948**.

Beim Verzehr von Lebensmitteln bestimmter Formen können wir uns demzufolge das Leben verlängern, unsere Gesundheit verbessern sowie das ewige Leben erreichen. Das geschieht also einfach durch die Interaktion mit den beim Verzehr wahrgenommenen Formen. Mit etwas Übung können Sie auch die innere Form des Lebensmittels wahrnehmen, deren flüchtige Anschauung Ihnen bereits das ewige Leben sichern würde.

Wichtig ist auch zudem, vor der Nahrungsaufnahme den Lebensmittelverzehr im Sinne der ewigen Entwicklung noch in Bezug auf die Lage der Lebensmittel im Raum zu betrachten. Warum werden denn so oft diverse ästhetische Kriterien bei der Ernährung für angebracht gehalten? Um die Elemente der ewigen Entwicklung in der Wahrnehmung zu entfalten. Etwas Platz zwischen den Lebensmitteln beispielsweise sowie eine Kombination von bestimmten Lebensmitteln sind bereits ein Element der ewigen Entwicklung. Dementsprechend können Sie je nach den Formen und der Lage der Lebensmittel im Raum die Struktur der ewigen Entwicklung festlegen.

Dieser Ansatz bildet im menschlichen Kollektivbewusstsein eine Wahrnehmung, die problemlose Interaktionen mit unterschiedlichen Formen ermöglicht, was für die ewige Entwicklung sehr wichtig ist. Der Lebensmittelverzehr hat zudem eine belehrende Funktion, die sich als eine Art Gewöhnung an verschiedene Interaktionen definieren lässt. Wenn es, z.B. keine Stresssituationen oder Ähnliches gibt, erzeugt der Körper gewissen Mut in Bezug auf den Verzehr. Man sieht das beispielweise an einem Kind, das in seiner Entwicklung im Laufe der Zeit verschiedene Arten von Lebensmitteln verzehrt und sich dadurch einen gewissen Spielraum in Hinsicht auf den Verzehr schafft, während es dabei auf bestimmte Art und Weise auch die Außenwelt erkundet, was für die endlose Entwicklung der Menschheit von großer Bedeutung ist. Die Zahlenreihe zum Sichern des ewigen Lebens durch die Konzentration auf den Abruf von Informationen bezüglich der verzehrten Lebensmittel ist: **20868139_819**. Bei der Anwendung dieser Reihe sollten Sie an ein Lebensmittel denken, das Ihnen am besten schmeckt, und dabei in Gedanken die Reihe vorsagen oder sie genau betrachten.

Die Verarbeitung eines primären Lebensmittels erfordert sowohl eine bestimmte Steuerungstechnik als auch eine aktive Beteiligung an diesem System der ewigen Entwicklung.

Um z.B. ein Lebensmittel zu verarbeiten und ihm folgende Eigenschaften zu verleihen, sollten Sie **891498_716** anwenden. Diese Reihe lässt also die Eigenschaften der Ewigkeit von einer Ebene auf eine andere übertragen. Daher ist sie während der Verarbeitung von Lebensmitteln anzusetzen.

Beim Betrachten von solchen Lebensmittelkategorien wie z.B. Weizenzwieback oder Butterzwieback können Sie sowohl die Faktoren der Herkunftsbezeichnung des Lebensmittels als auch die Faktoren bezüglich seines Geschmacks berücksichtigen. Die Geschmacksentwicklung tritt hier also als eine Art Struktur der ewigen Entwicklung auf. Warum schmeckt uns manchmal ein Lebensmittel und das andere nicht? Weil der Geschmack im gewissen Maße sowohl das Abwehrsystem des Körpers als auch seine Entwicklung auf das ewige Leben konzentriert.

Durch die Hervorhebung des Entwicklungsprinzips im Geschmack kann man sehen, dass sich ein Geschmack ausbilden lässt, der die Lebensmittel erkennt, die über den nominalen Stratus der ewigen Entwicklung z.B. in diesem Augenblick verfügen. Dies sind entweder die Informationen rund um die Butter oder die Verwendung dieser Informationen als solcher in einem Wort, z.B. „Butter"zwieback. Das heißt: der Zwieback ist zwar prinzipiell ein anderes Lebensmittel, aber er hat dennoch einen Buttergeschmack. Die Geschmackskombinationen sowie die Übertragung von Lebensmitteleigenschaften können dieselben Eigenschaften der ewigen Entwicklung wie das Lebensmittel selbst kennzeichnen. Die Zahlenreihe zur Übertragung von Informationssphären des ewigen Lebens von einem Lebensmittel auf das andere lautet wie folgt: **2910488_081**. Vor dem Verzehr können Sie die Reihe in Gedanken aufsagen.

Die Verwendung der bereits entdeckten Elemente der Steuerung für eine bestimmte Person im Sinne der ewigen Entwicklung kann auch in verbaler Form erfolgen. Die primäre Ebene des Wortes kann hier zudem eine ausschlaggebende Bedeutung haben, wenn Sie das Lebensmittel in Richtung der ewigen Entwicklung verwenden.

Mit Blick auf das nächste Lebensmittel – das Weizenmehl der ersten Sorte oder der zweiten Sorte oder sogar das Weizenmehl der Premiumqualität können wir die folgende Kategorie der Steuerung betrachten: In der Regel ist es üblich, das Mehl zu nehmen, das am besten ist. D.h., es ist wichtig, die Steuerung eines solchen Typs durchzuführen, bei dem die Lebensmittelqualität eine Vielzahl von Werten liefert und Sie sich daraus den besten Wert aussuchen können, allerdings kann dabei jedes Lebensmittel Ereignisse des ewigen Lebens sichern. Diese Art der Steuerung wird durch die Reihe: **210891489** definiert.

Doch in jedem einzelnen Fall müssen Sie sich auf Ihre eigenen

Bedürfnisse und Geschmackserlebnisse stützen, damit Sie Ihre eigenen Lebensmittelpräferenzen entdecken können, welche sich rund um Ihre wichtigsten Aufgaben, Ihre wichtigsten Zustände sowie die wichtigste Ebene Ihrer Wahrnehmung drehen. Liebe, die bekanntlich die Menschen bewegt, bestimmt die Art des Benehmens, welche die Lebensmittel nach ideologischem Prinzip verwendet, indem sie jede einzelne Person ihre wichtigsten Aufgaben realisieren lässt. Hiernach müssen Sie die Steuerung des ewigen Lebens durch die numerischen Konzentrationen nach Lebensmitteln aufbauen.

Wenn Sie Lebensmittel wie das Roggenmehl betrachten, können Sie sich eine Person auf einem Roggenfeld vorstellen, wo es viel Grün gibt, aus dem später das Roggenmehl wird. Das Bild liefert einen entsprechenden emotionalen Zustand. Manche Arten von Lebensmitteln werden verzehrt, weil sie eben bestimmte Assoziationen hervorrufen. Einen Liebeszustand, welchen man z.B. auf einem Weizenfeld erlebt hat, auch wenn die Person das nur im Fernsehen oder auf dem Bild sieht, kann die Wahl entsprechender Lebensmittel zum Verzehr beeinflussen. Sie können sich vorstellen, dass Sie sich an einem schönen Ort, z.B. an einem See befinden. In diesem Augenblick erfolgt auf der Ebene impliziter Prozesse im Bewusstsein eine Art Überlappung von Steuerungsinformationen zu Ihren einzelnen Zuständen. Auf die Art und Weise entsteht ein Geschmackswert in der Wahrnehmung des Lebensmittels, welches gerade verzehrt wird.

Wenn Sie mit der Steuerung in Richtung der ewigen Entwicklung beginnen, muss das nächste Element nämlich über eine gewisse Stabilität eines bekannten Typs verfügen. Die Ebene der Information aus der Vergangenheit im Lebensmittel ist eben ein Element der Stabilität.

Mit Blick auf die nächsten Lebensmittel – Mahl- und Schälprodukte kann man versuchen, sie generalisiert darzustellen. Mahl- und Schälprodukte werden sowohl von Tieren als auch von Menschen verzehrt. Daher können wir eine gewisse gegenseitige Beziehung zwischen den verschiedenen Arten von Lebewesen erkennen, die das gleiche Lebensmittel verzehren. Demnach, wenn die eine Art von Organismen ein Lebensmittel zum Verzehr entdeckt und sich durch den Verzehr in Richtung der ewigen Entwicklung bewegt, dann kann sich die andere Art ebenso vergleichbare Eigenschaften aneignen. Es ist demnach wichtig, eine bestimmte, sozusagen, feine Organisation dieses Prozesses im Hinblick auf die Vergleichbarkeit von Informationsobjekten zu berücksichtigen, die in ihrer Entwicklung dieselben Gegenstände und dieselben Eigenschaften dieser Gegenstände verwenden.

Mit Blick auf die Steuerung über solch ein Lebensmittel wie Buchweizengrütze können wir sehen, dass in diesem Mahlprodukt im Prinzip die oben beschriebene, wechselseitige Beziehung der verschiedenen Systeme zu erkennen ist. Das ist ein Lebensmittel, das die Steuerung generalisiert, und wir können in diesem Augenblick in diesem Mahlprodukt diese Eigenschaften erkennen bzw. sie hineininterpretieren. Beim Verzehr von Buchweizengrütze etwa als Brei können Sie sicher dieses Element der Steuerung erkennen, das in der Lage ist, die Aufgabe der ewigen Entwicklung nicht nur des Menschen, sondern auch von aller anderen Lebewesen zu lösen, und dass die Aufgabe durch die Generalisierung von Informationen gelöst werden kann.

Beim Betrachten von Grieß können Sie sehen, dass dieses Prinzip beim Grießverzehr sowohl als Prinzip der universellen Realisierung von Informationen eingesetzt werden kann als auch als Prinzip der Generalisierung von Informationen, die in einem Einzelfall unter konkreten Umständen und in konkreten Situationen auftreten. Wenn Sie bedenken, dass der Grieß von früher Kindheit an verzehrt wird, können Sie damit rechnen, dass eine ganze Reihe von Lebensmitteln in der Tat von vornherein auf die Ewigkeit ausgerichtet ist. Oder wenn Sie an den Haferbrei denken, der ebenso relativ dauerhaft verzehrt wird, dann können Sie erkennen, dass die Lebensmittelreihe bereits über die enthaltenen Informationen zum quasi permanenten Verzehr verfügt und diese Informationen in die Strukturen der ewigen Entwicklung auf der Ebene des Bewusstseins zu übertragen sind. Der Geist, der beim Verzehr von Lebensmitteln auf eine eigenartige Weise durch die Denkkraft den Körper beherrschen lernt, verfügt jedenfalls über ein bestimmtes, sogar eigenartiges Trainingsprogramm auf der Ebene des Verzehrs, wie z.B. im Fall des Grießbreis. Und wenn das Lebensmittel so gut wie das ganze menschliche Leben lang auf den Verzehr ausgerichtet ist und dabei als gesund gilt, kann es gar nicht gefährlich bzw. schädlich eingestuft werden, d.h. es ist vertretbar: die Lebensmittelkategorie organisiert ein bestimmtes Element von Lebensmitteln, die die Informationen der ewigen Entwicklung enthalten.

In diesem Zusammenhang können Sie mit Blick auf weitere Mahl- und Schälprodukte wie Hafer, Perlgraupen, Hirse oder Reis das Zusammenwirken auf der Ebene des allgemeinen kollektiven Bewusstseins in Bezug auf die Massenverbreitung erkennen. Beim weiteren Betrachten von Hafermehl und Gerstengrütze können Sie gewisse Schichten im kollektiven Bewusstsein entsprechend deren Verzehrs erkennen und sehen, wie sie im Hinblick auf soziale Prozesse miteinander interagieren. Wenn Sie Haferflocken oder Maisgrieß betrachten, werden Sie sehen, dass z.B. Mais als junge Pflanze im Wachstum ebenso ein Element einer Ebene der ewigen Entwicklung ist, weil Mais ein vom

Menschen kontrollierbares System darstellt, selbstverständlich genauso wie auch andere Getreidearten. In diesem Fall aber können Sie eine am deutlichsten ausgeprägte Form erkennen – oft wird Mais auf der Ebene des Wachstums verzehrt, z.B. in den Kolben usw. Auch hier gibt es die Ebene der Interaktion mit dem Lebensmittel auf der Ebene seines Wachstums und der Ebene, wenn das Lebensmittel den Menschen erreicht.

In Hinblick auf Lebensmittel wie Gemüse, kann die Steuerung der ewigen Entwicklung, des ewigen Lebens wie folgt zusammengefasst werden: wenn Sie das Gemüse als unendlich weit vom menschlichen Körper entfernt betrachten, ermöglicht Ihnen dann die Annäherung an dieses Gemüse, durchgeführt am optischen Level der Wahrnehmung, die ganze innere Form zu inspizieren. Wenn Sie sich an dieses Lebensmittel heranwagen oder es verzehren, dann erschafft es genau die Kategorien der von Ihnen unendlich weit abgelegenen Bereiche. Daher ist es ausreichend gut und manchmal sogar im größtmöglichen Ausmaß an die ewigen Entwicklung angepasst, und während Sie, zum Beispiel, den Wachstum von Auberginen beobachten, können Sie sehen, dass Auberginen sowohl verzehrt werden können, wenn sich diese noch im Grundstadium des Wachstums befinden, als auch dann, wenn sich die Auberginen schon in einer fortgeschrittenen Wachstumsphase befinden - in anderen Worten; die Größe macht oft keinen wesentlichen Unterschied. Ferner impliziert der Zyklus der Auberginen selbst das Keimen. Da es sich hierbei um ein Saisongemüse handelt, lässt sich folgendes definieren: die Möglichkeit zum Verzehr des Lebensmittels ist zu jeder Zeit gegeben, sobald ein minimales Strukturelement seines Systemaufbaus entsteht – das alles gibt auch Auskunft über den Status der ewigen Entwicklung, die es in sich trägt; dies basiert auf der Grundlage, dass die Möglichkeit des Verzehrs zu jeder Zeit, in jedem Moment eine gute Eigenschaft ist, die besagt, dass dieses Lebensmittel sozusagen immer verzehrbereit ist. Wenn wir die Aubergine so zum Beispiel mit Käse vergleichen, der einige Verarbeitungsmethoden durchläuft, stellt sich heraus, dass der Käse im Anfangsstadium des Strukturaufbaus, anders als z.B. die Aubergine, nicht verzehrt werden kann. Dabei ist es auch wichtig zu beachten, dass der Geist realisiert werden kann und durch das Bewusstsein und die Wahrnehmung nützliche Informationen gewinnt, so dass der permanente Zugang zu diesem Lebensmittel eine wichtige Eigenschaft der ewigen Entwicklung darstellt. Dabei ist es noch nicht einmal wichtig, um welche Art von Lebensmitteln es dabei geht, entweder ist das Lebensmittel materiell oder Sie lassen Ihre Lebensprozesse durch das Bewusstsein regulieren.

Während wir von den Informationen über das Gemüse zu den über die Früchten wechseln, sollte ebenfalls erwähnt werden, dass in diesem Fall das Element des Saisonalen sehr wichtig für die Entwicklung ist. Auch Früchte können oft unreif verzehrt werden, und daher können wir von einer ähnlichen Steuerung reden, das sowohl von für Früchte wie auch für Gemüse gilt. Doch gleichzeitig besteht bei Früchten und Gemüse ein gewisser Informationsmix. Daher kann die Wirkung der Früchte auf die gleiche Weise ausgedrückt werden wie die Eigenschaft des permanenten Zugangs zum Verzehr – selbst wenn die Frucht noch nicht reif ist. Diesbezüglich wird ermöglicht, ein gemeinsames Gemüse-Frucht-Wahrnehmungsfeld zu definieren.

Bei den nächsten Gemüsearten, solchen wie Kohlrüben, grüne Erbsen, Zucchini, Weißkohl, Rotkohl, Blumenkohl, können wir eine große Formenvielfalt ausmachen. Der Verzehr von grünen Erbsen erschafft Vorräte in Form von einer größeren Anzahl an Ereignissen. Die verschiedenfarbigen Kohlsorten – Weißkohl oder Rotkohl – eröffnen sogar die Möglichkeit Ereignisse, basierend auf der gegenseitigen Interaktion der Farben, zu sehen.

Also kann man feststellen, dass während des Lebensmittelverzehrs ein gewisses Maß an geistigen Handlungen erzeugt wird, wenn weitgehend logische Voraussetzungen in der Steuerung betätigt werden. Der Verzehr von Erbsen erschafft daher eine unbewusste Mengeneinschätzung. Oftmals wird diese Einschätzung auf die ersten paar Erbsen begrenzt, da die Person danach aufhört zu zählen. Das Eingenommene wird also nicht in Form von Mengen, zum Beispiel der Erbsen, gezählt. Und so entsteht ein Element der ewigen Entwicklung im Bewusstseinssystem des Menschen. Dieser wichtige Faktor hängt mit der Psychologie des Lebensmittelverzehrs zusammen, wo der Übergang von den Besonderheiten des Zählens zu denen des Nicht-Zählens eine Eigenschaft der Unendlichkeit andeutet, und daher ist es hier wichtig diese Besonderheiten zu berücksichtigen. Nimmt man dazu noch eine andere Ebene, zum Beispiel, in Bezug auf die Farbe, lässt sich eine gewisse Entwicklung des Geistes erreichen, verbunden mit der Wahrnehmung von verschiedenen und oft nicht ganz klaren Faktoren im Prozess der ewigen Entwicklung.

Mit Blick auf die Kartoffeln, können Sie an diesem Lebensmittel folgende Eigenschaften der Unendlichkeit feststellen. Zum Beispiel haben mehlig kochte Kartoffeln sehr viele Bestandteile, die vor allem bei zerbröckelnden Kartoffeln, miteinander verbunden sind und ein gewisses Maß an Wahrnehmung herstellen, die eine Vielzahl an Ereignissen charakterisiert. Daher können wir in Bezug auf die Kartoffelform und Verbindung von verschiedenen Mikrokomponenten über eine Mehrkomponenten-Ebene sprechen, die sich auch deutlich bei den Lauchzwiebeln, Porree oder Küchenzwiebeln unterscheiden lässt. Sie alle sind geprägt von einer ausreichend definierten glatten Form, die durch bestimmte Oberflächen auszumachen ist – nicht wie Kartoffeln, welche sich, in dieser Hinsicht, durch eine Art Körnigkeit abgrenzen. Und der Übergang von der unversehrten Form zur gekochten Form impliziert dann die Verstärkung der Eigenschaften in Bezug auf die Anzahl von Komponenten, und das alles verdeutlicht ein einfaches Prinzip, wonach die Lebensmittelzubereitung ein System erschafft, das generalisierender, wichtiger und größer innerhalb der Informationen der Wahrnehmung vorkommt.

Folglich sind die Zubereitung und das Lebensmittel selbst einzigartig. Wenn man ein System der ewigen Entwicklung erschafft, sollte man diese Eigenschaft des Bewusstseins bedenken, welche sich auf die ewige Entwicklung fokussiert. Dann können sogar die einfachsten Steuerungselemente in eine Speise eingebracht werden. In anderen Worten ist es beim Kartoffelschneiden besser, wenn viele Scheiben entstehen, oder beim Kartoffelkochen ist es besser, sie bis zum Zerbröckeln zu kochen. Grob gesagt sind dies die Eigenschaften, die man wohl übereinstimmend mit der Realisierung der Aufgabe der ewigen Entwicklung nennen kann.

Bei Lebensmitteln wie den Zwiebeln, Karotten, Freilandgurken oder Gewächshausgurken können wir feststellen, dass in manchen Fällen die Form, die durch eine feste Konsistenz und Farbeänderung von Mono - Lebensmitteln gekennzeichnet ist, sagen wir in Übereinstimmung mit Einzelformen, beim Verzehr miteinander interagieren. Wenn Sie zum Beispiel einen Gurkensalat anrichten und Zwiebeln, oder ein anderes Lebensmittel dieser Art, z. B. grüne Paprika, oder rote Paprika, Petersilienblätter, Petersilienwurzeln dazugeben, können Sie sehen, dass die Interaktion dieser Lebensmittel bezüglich der Aufgabe der ewigen Entwicklung oft auf so einfachen Einwirkungen wie dem Formzusammenspiel ruht. Mit anderen Worten, je mehr die Form zu Ihrer Wahrnehmung passt, desto besser können Sie sich in Hinblick auf die ewige Entwicklung, die auf der Basis von Lebensmitteln geschieht, verwirklichen. Daher ist es auch wichtig, die Farbeigenschaften wie z. B. die grüne Farbe zu untersuchen. Wenn sich dieses Grün über der Speise befindet, bedeutet dies Leben. Grün ist eine Art Personifikation des Lebens, daher zeichnet alles, wo Sie Petersilie, Rhabarber oder grüne Paprika hinzugeben können, genau das Ziel der ewigen Entwicklung aus, verwirklicht in dem, was das Leben zur Verfügung stellt.

Wenn wir zu Lebensmitteln wie Radieschen weitergehen, kann man feststellen, dass sich viele Eigenschaften der Radieschen in der Sphäre der ewigen Entwicklung manifestieren, sowohl in der äußeren Haut als auch im Inneren. Die äußere Haut ist oft rot, und innen grün, wobei das Rote nicht bis nach innen vordringen kann. Es ist wichtig zu beachten, dass so eine strenge Farbabgrenzung sogar die Härte mancher Prozesse in Zeit und Raum beschreiben; und der Verzehr solcher Lebensmittel als System der Welterkenntnis dem Bewusstsein auch ein System der unbeweglichen Bindungen mancher Prozesse, zum Beispiel, der ewigen Entwicklung bietet.

Bezüglich Rettich könnte man sagen, dass gewisse Eigenschaften des Geschmacks eine mögliche Toleranz des menschlichen Körpers zu bestimmten Mengen des Lebensmittels beschreiben lassen, daher ist Rettich in Hinblick auf die ewige Entwicklung ein wirkungsvolles Lebensmittel, das durch seinen gleichbleibenden Geschmack sowie durch die Toleranz des Geschmackssinns ihm gegenüber charakterisiert wird.

So kann auch eine geistige Struktur geformt werden, die bei nur einem einzigen Impuls sofort eine Art Geschmacksvorstellung wahrnimmt.

In Bezug auf das nächste Lebensmittel – Rüben – ist es wichtig, folgende Elemente der Steuerungsebene zu beachten, das Teil des Systems des Kollektivbewusstseins ist; dieses Element entspricht der Idee der Existenz der kollegialen, kollektiven Wahrnehmung von Lebensmitteln; gleichzeitig ist es wichtig, dass das System der kollektiven Wahrnehmung von Lebensmitteln mit einer Strukturierung in Richtung der ewigen Entwicklung vorgesehen wurde. Daher ist die betrachtete Wirkung, nach Vollendung der kollektiven Beschaffung auf der Ebene, dass die ganze Gemeinschaft sich der Aufgabe der ewigen Entwicklung bewusst ist, entsprechend höher als bei gewöhnlichen Lebensmitteln, welche ohne solche Aufgabe besorgt werden.

In Anbetracht von Lebensmitteln wie Salat und Rote Bete können Sie feststellen, dass im Fall von Salat die Steuerung in Bezug auf die Struktur der ewigen Entwicklung näher am physischen Körper auftritt, wohingegen bei der Roten Bete die Steuerung auf eine Weise auftritt, bei der Sie Ihren Fokus auf das Lebensmittel richten - auf die Rote Bete, auf die Informationen, die diesem genau vor Ihnen liegenden Lebensmittel entsprechen. Salat wird durch eine wirre Struktur beschrieben, wohingegen Rote Bete über beinah vertikal stehende gerade Linien verfügt.

Mit Blick auf das nächste Lebensmittel - Freilandtomate, können wir die Steuerung erkennen, die in sich das Zusammenspiel von Erde und Lebensmittel kombiniert.

Daher lässt sich die Steuerung in diesem Fall, in Hinblick auf die ewige Entwicklung, auf die Erde und im Allgemeinen auf den Boden erweitern, welcher das Lebensmittel hervorbringt und auf welchem sich das Lebensmittel gedeiht. Bei Tomaten aus dem Gewächshaus können Sie beobachten, dass der Prozess der Steuerung in Bezug auf die ewige Entwicklung hauptsächlich auf das Zentrum der Tomate konzentriert ist, auf der physischen Ebene dieser Tomate. Und während des Konzentrationsvorganges können Sie beobachten, dass alle äußeren Elemente, wie der Aufbau eines Gewächshauses, die Einstellung bestimmter Bedingungen im Gewächshaus, all diese äußeren Elemente sammeln sich in der Tomate selbst an. Diese Art von Steuerung kommt häufig unter gewächshausbedingten Gegebenheiten - in den sogenannten zur Lebensmittelherstellung künstlich geschaffenen Strukturen - vor; und dies können Sie ebenfalls auf fast alle Ebenen des kosmischen Raums für die ewige Entwicklung der Menschheit in verschiedenen Systemen bis zu anderen Galaxien und so weiter ausweiten.

Grüne Gartenbohnen bestimmen den Umfang der Lebensmittelgemeinschaft auf der Ebene der primären Reifung. In Blick auf Wachstum bestehen Ähnlichkeiten mit einer bestimmten Lebensmittelart; zum Beispiel mit Erbsen. Hinsichtlich der Kombination mit solchen Lebensmitteln zum Beispiel wie Bärlauch und Knoblauch wird es deutlich, dass Lebensmittel häufig zu verschiedenen Arten gehören. Also ist es besser z.B. Knoblauch in unveränderter Form zu verzehren, ohne ihn mit anderen Lebensmitteln zu kombinieren. Spinat und Sauerampfer können jedoch in einer großen Vielfalt an Gerichten verzehrt werden. Mit Sauerampfer kann man zum Beispiel sogar eine Suppe kochen, dabei geht es also um die dritte Eigenschaft des Lebensmittels in Bezug auf die Herstellung von bestimmten spezifischen Speisen durch thermische Zubereitung oder andere Vorgehensweisen. Die Steuerung in Richtung der ewigen Entwicklung aus Sicht solcher Eigenschaften wird mit folgender Zahlenreihe aufgeführt: **2980148918**.

Mit dem Blick auf den Abschnitt, der den Früchten und Beeren gewidmet ist, ist es wichtig, die gemeinsame Richtung der Bewusstseinsentwicklung bezüglich der Erfassung von Technologien der Ewigkeit anhand der Betrachtung von Wachstum solcher Lebensmittel zu untersuchen. So können Sie sich zum Beispiel beim Beobachten des Wachstums von Ananas und Aprikose bemühen, gedanklich die Eigenschaften der Entwicklung von Quitten, Kirschen und Pflaumen herausfinden. Während man zum Beispiel das Wachstum von Bananen – aus der Höhe eines Nachbarbaums oder von unten aus beobachtet, kann man die Eigenschaften der Höhe in Verbindung mit der Gravitationskraft untersuchen, so zum Beispiel können Kirschen Schaden nehmen, wenn sie zu Boden fallen. Eine bestimmte Ebene der Wahrnehmung von Lebensmitteln in Bezug auf die ewige Entwicklung bilden also der natürliche Zustand des Lebensmittels sowie dessen Heranbringen an den Konsumenten in einem unveränderten Zustand.

Wenn wir uns also Lebensmittel wie Granatäpfel, Birnen, Feigen oder Hartriegel anschauen, sehen wir, dass Birnen weniger dazu neigen ihre Form zu ändern als Feigen. Wenn wir Pfirsiche betrachten, können wir feststellen, dass die optimale Kombination in der bestimmten Zeit eine Kombination aus der äußeren Form und dem Inhalt in Bezug auf die Unveränderbarkeit der Form ist, eine Art Unfähigkeit zu Formveränderungen, wobei dieser Vorgang zum Beispiel kürzer als bei Birnen ist.

Somit kann man während der Wahrnehmung der Kombinationen dieser Lebensmitteleigenschaften bezüglich Zeit sowie Wechselwirkung der Formen in Hinblick auf die Zerstörbarkeit oder Unzerstörbarkeit sehen, dass im Beobachtungsverlauf dieser Lebensmittel, die im Leben der Menschen sehr häufig anzutreffen sind, es möglich ist, eine bestimmte

Struktur des Geists zu erschaffen, bei dem sich die äußere Form eines Menschen zu keiner Zeit verändert. In diesem Sinne kann ein Erwachsener die Form der unbegrenzten Zeit bereits beibehalten oder sich also die unendliche Statik in einem bewegten System aneignen. Dies ist ein sehr wichtiges Element in der menschlichen Entwicklung, und diesbezüglich kann man Lebensmittel als System der geistigen Entwicklung nutzen oder die Entwicklung von Technologien der ewigen Entwicklung im Sinne haben.

Mit Blick auf die nächsten Lebensmittel - die Vogelbeere oder die schwarze Apfelbeere vergleichend mit Gartenpflaumen oder Datteln können wir feststellen, dass wenn man zum Beispiel eine Dattelpflaume verzehrt, es möglich ist, den Geschmack aller dieser Lebensmittel zu spüren und diese mit dem Geschmack der Dattelpflaume zu vergleichen. Auch die vergleichende Analyse der Geschmacksbestandteile ist daher ein Element der ewigen Entwicklung, das mit dem Verstehen von Prozessen verbunden ist, die sozusagen in der Statik der vergangenen Ereignisse erhalten sind. Gleichzeitig lassen uns gewisse Erkenntnisse dieser Prozesse erkennen, dass zum Beispiel beim Verzehr von Süßkirschen ein klarer Unterschied im Geschmack verglichen mit normalen Kirschen entsteht; wobei uns jedoch die Einheitlichkeit der Formen anzunehmen erlaubt, dass diese Lebensmittel über ein gemeinsames Richtumfeld innerhalb des Systems der in der Realität auftretenden Interaktionen verfügen. Und darauf basierend kann man eine geistige Steuerung aufbauen, die sowohl mit der Vereinheitlichung sowie mit der Abtrennung von ähnlichen Prozessen verbunden ist, als auch mit der Grundlage der geistigen Steuerung von verschiedenen Prozessen, welche auf die durch das eigene Bewusstsein durchgeführte Lebensmittelanalyse fokussiert sind.

Mit Blick auf die nächsten Lebensmittel - Maulbeeren, Äpfel, Orangen, Grapefruits, Zitronen und Mandarinen kann man bei der Untersuchung zum Beispiel von nur einem Segment einer Mandarine feststellen, dass in vielen Fällen dieses Segment über eine dem entsprechenden Segment einer Grapefruit sehr ähnliche Form verfügt, und so lässt ein Segment sozusagen die Lebensmittel dank ihrer Form vereinen. Somit ist das nächste Element der ewigen Entwicklung geschaffen – eine bestimmte und unbestimmte Anzahl von Kombinationen an Lebensmitteln erschafft auch ein System der ewigen Entwicklung. Das ist eine der wichtigen Prinzipien des Lebensmittelverzehrs, der für das Schaffen des Ewigen in kollektivem Bewusstsein verantwortlich ist – da für diese Lebensmittel unendliche Kombinationsmöglichkeiten bestehen. Die unterschiedlichsten Arten und Formen von Zubereitungen sind daher für die ewige Entwicklung besser geeignet als zum Beispiel eine einseitige Ernährung.

Bei den nächsten Lebensmitteln wie den Preiselbeeren, Trauben, Rauschbeeren oder Brombeeren, können wir sehen, dass Erdbeeren zum Beispiel im Vergleich zu Trauben häufig auf unbebautem Land wachsen.

Wir können erkennen, dass eine bestimmte Art der Lebensmittel über eine gewisse primäre Natürlichkeit verfügt. Wenn man die Struktur des Lebensmittels erfasst, wodurch sich die Einzigartigkeit des Lebensmittels in Bezug auf die Unversehrtheit der visuellen Wahrnehmung erkennen lässt, um genau zu sagen, die Wahrnehmung von exakt diesem Gefüge von Leuchten des ewigen Lebens, lassen sich Lebensmittel absolut bewusst verzehren, und dies wiederum ändert die Eigenschaften der Lebensmittel. Als Ergebnis beginnt das Lebensmittel den Körper durch die Struktur der ewigen Entwicklung und durch die realen Komponenten der ewigen Entwicklung zu sättigen – da es auf jeden Fall notwendig ist, die vitalen Aktivitäten des Körpers in der ewigen Entwicklung zu unterstützen.

In diesem Zusammenhang ist zu bemerken, dass es relativ egal ist, ob die Lebensmittel von Menschen angebaut werden oder im neutralen Umfeld wachsen, wichtig ist es hierbei, das grundlegende Prinzip zu verstehen. Dies lässt sich also auch bei den Lebensmitteln erkennen, die von Menschen angebaut werden.

Ferner bei Wahrnehmung von solchen Lebensmitteln wie Moosbeeren, Stachelbeeren, Himbeeren, Moltebeeren, Sanddornbeeren, weiße Johannisbeeren, rote Johannisbeeren, schwarze Johannisbeeren, Heidelbeeren, und dann während der Entwicklung der Steuerung zum Beispiel beim Betrachten von frischer Hagebutte, kann man sehen, dass sobald wir von der frischen zur getrockneten Hagebutte wechseln, lassen sich all diese Lebensmittel, wenn man sie gedanklich z.B. durch ein Teil Himbeere wahrnimmt, in Übereinstimmung mit ihren verschiedenen Eigenschaften zuordnen, basierend auf Beständen von Vitaminen oder von den für die ewige Entwicklung gut geeigneten Mikroelementen. Will man all diese Lebensmittel abdecken und alle möglichen Kombinationen ihrer Entwicklungen untersuchen, wird die Erschließung einer Kette aller inneren Ereignisse, die zur ewigen Entwicklung führen, zu einem gewissen Zustand der Persönlichkeit, des Körpers; eine Art Blick in den Raum der Zukunft im Inneren des menschlichen Bewusstseins wird geschaffen - wenn der Mensch realisiert, dass Lebensmittel ewiges Leben hervorbringen, indem sie den physischen Körper von innen her sättigen. Der Erhalt der ewigen Entwicklung, die Sie erschaffen haben, kann auf andere Menschen übertragen werden, und damit erhält dieser Mensch mehr Vorräte des ewigen Lebens.

Für Menschen ist es wichtig, Informationen wahrzunehmen, die besagen, dass Ewigkeit, ewiges Leben in einem physischen Körper ein natürlicher Zustand für den Menschen ist, und dabei soll man den eigenen Zustand nicht mit der Tatsache assoziieren, dass Lebensmittel nicht ewig sind. Da es laut Design des Schöpfers gerade um den Unterschied im Prinzip sowie in der grundlegenden Position geht, wie man zur Welt steht, und wo man dem einen oder dem anderen Informationsgegenstand in der Welt begegnet.

Mit Blick auf Bohnen können wir diese Art der Steuerung untersuchen: wenn Sie sich vorstellen, dass Bohnen weiter oder weniger weit von Ihnen entfernt liegen, können Sie sich in Gedanken eine Acht zusammensetzen. Wenn Sie Ihre Aufmerksamkeit auf das Innere der Ringe dieser Acht gezielt lenken, können Sie allein durch die derartige Konzentration die ewige Entwicklung erreichen. Gleichzeitig, wenn wir zum Beispiel Bohnen, geschälte und ungeschälte Erbsen, Soja-Bohnen, Kidney-Bohnen, Linsen untereinander vergleichen, und wenn wir dabei Linsen oder Kidney-Bohnen als Steuerung betrachten, können wir erkennen, dass sich diese Lebensmittel auch durch reine Konzentration im Bewusstsein behalten lassen, und wenn Sie dann auch nur eines von diesen Lebensmitteln verzehren, lässt sich ebenso ein Effekt erzielen, der sich in Hinblick auf die ewige Entwicklung jedem einzelnen dieser Lebensmittel entspricht.

Bei dem nächsten Lebensmittel – den Pilzen, können wir die Steuerung der ewigen Entwicklung auf folgende Weise darlegen: Pilze werden als System einer bestimmten Bodenbedeckung betrachtet, die uns selbst dann umgibt, wenn sich auf dem Boden, auf dem wir gerade stehen, keine Pilze befinden. Dieses Prinzip der Unantastbarkeit des Lebensmittels durch die Entwicklung des Menschen ist beim Verzehr solch eines Lebensmittels wie Pilz unentbehrlich. Es ist wichtig, dieses Prinzip auf die Ewigkeit Ihres Bewusstseins hochzurechnen: mit anderen Worten, die Lebensmittel, welche Sie verzehren, werden auf eine Weise konsumiert, die das Lebensmittel im Zustand, in dem es in der Natur vorkommt, nicht zerstört; ferner können Sie Ihr Bewusstsein in die Richtung der Reproduktion von Lebensmitteln, als Teil der Entwicklung der ökologischen Bewegung „Unzerstörbarkeit der Spezies des Planeten" erweitern. Wenn man zum Beispiel Pilze wie den frischen Steinpilz, getrockneten Steinpilz, frischen Birkenpilz, frischen Rotkappen, frischen Täubling vergleicht, kann man für jeden Pilz eigene Steuerungssysteme einführen, die auf der natürlichen Vorkommnis der Pilze in der Natur basieren. Daher kann man während des Verzehrs eines Pilzes auch alle äußeren Ereignisse, die in der Nähe des Lebensraums des Pilzes stattgefunden haben in Betracht ziehen; mit diesem Wissen, wenn die Pilze Waldpilze sind, können Sie entsprechend die ganze Kraft der äußeren Natur mit dem Ziel der ewigen Entwicklung wahrnehmen.

Mit Blick auf Lebensmittel wie Fleischprodukte, und vor allem Geflügel, ist es wichtig, die Steuerung mit einer geistigen Handlung in Richtung der Unantastbarkeit im Rahmen der weiteren ewigen Entwicklung aller Lebewesen zu leiten. Diese Entwicklung beschreibt auch die eigene Ebene der ewigen Entwicklung sehr gut.

Mit Blick auf Lebensmittel wie Eier kann man die Steuerung auf solche Weise vornehmen, damit sich aus jedem Ei ein lebender Organismus wiedererzeugen lässt, und entsprechend sollte dies auch als eine Aufgabe der ewigen Entwicklung betrachtet werden – da alles, woraus Leben entstehen könnte, gut aufbewahrt werden muss und bis zur Ebene des ewigen Lebens entwickelt werden muss.

So kann man den Mechanismus und die Struktur der ewigen Entwicklung auch im eigenen Körper intensivieren und erzielen, indem man die Struktur der Entwicklung wahrnimmt.

Mit Blick auf Lebensmittel wie Fisch und Meeresfrüchte kann man vor allem durch das Bewusstsein, die Steuerung in Richtung der Unantastbarkeit aller Lebewesen als etwas ausführen, was mit der ewigen Entwicklung aller Lebewesen verbunden ist. Dementsprechend erschafft diese Steuerung für Sie eine Ebene der Reproduzierbarkeit von Fisch und der Meeresfrüchten. Die Art der Steuerung, durch die Ihr Bewusstsein Sie beim Reproduzieren der vorher gewesenen Struktur unterstützt, zum Beispiel einer Struktur, die bereits verzehrt worden ist; diese Steuerung kann in Übereinstimmung mit dem Prinzip der vollständigen Wiederherstellbarkeit von Informationen reproduziert werden. Das Element der beinahe vollständigen Wiederherstellbarkeit von zum Beispiel Karpfen oder Buckellachs oder Grundeln am rechten Ort und genau von den selben Fischen lässt uns also behaupten, dass Lebensmittel über eine gewisse einzigartige Ebene der vollständigen Wiederherstellbarkeit verfügen, die notwendig ist, bis der Mensch gelernt hat, Lebensmittel eigenhändig herzustellen und dadurch das Töten anderer Lebewesen zu vermeiden.

Für die Ernährung lässt sich die Aufgabe der künstlichen Herstellung von Material formulieren, welches eins zu eins alle Lebensmittel ersetzen würde, die aktuell zwecks Nahrung aus Lebewesen gemacht werden. Gleichzeitig ist es wichtig zu verstehen, dass der Verzehr von Pflanzen auch in der Zukunft weiter bestehen bleibt. Wenn wir zum Beispiel den Verzehr von Kaviar betrachten – bezieht sich die eigentliche Aufgabe hier auf die ewige Entwicklung eines jeden Fischeis; in diesem Fall liegt aber das Gegenteil vor: sobald man beim Verzehr von Kaviar in seinem Bewusstsein für jedes Fischei ein Element der ewigen Entwicklung erschafft, reserviert man auch schon die ewige Entwicklung für sich selbst. Der Grund dafür ist das die primäre ideologische Richtung und die Realisierung dieser Richtung - wie jede andere Art an geplanter Arbeit – im Zuge der Zeit erst ins Leben gerufen werden müssen; und diese Realisierung schließt mit ein, dass die Idee, das Konzept selbst schrittweise verwirklicht wird. Und folglich ist es wichtig zu verstehen, dass der Systemansatz eine wichtige Rolle bei so einer Realisierung spielt; aus diesem Grund hat die Entwicklung, die im Bewusstsein stattfindet, bereits alle nützlichen Funktionen der ewigen Entwicklung – obwohl noch nicht alles verwirklicht wurde.

Wir wechseln nun zu einem weiteren Lebensmittel, zu den Nüssen. Dabei lässt sich beobachten, dass der Vergleich verschiedener Arten von Nüssen wie Haselnuss, Mandel, Walnuss, Erdnuss und Sonnenblumenkernen eine Vielzahl an Eigenschaften und überhaupt einen einmaligen Zugang zum Steuerungssystem der ewigen Entwicklung aufzeigt, d.h. alle Systeme der ewigen Entwicklung lassen sich in solcher Art von Lebensmitteln wie Nüssen finden.

Wenn wir weiter zu Süßwaren wechseln, können wir erkennen, dass zum Beispiel bei Honig, Zucker, Fruchtdragees, Toffee oder Sefir (Schaumgebäck) – die Ebene der Wahrnehmung der Süßigkeiten hier als Steuerungsebene auftritt und wenn etwas schmeckt und gleichzeitig bekömmlich ist, ist es oft auch eine der Ebenen der ewigen Entwicklung. Es ist wichtig etwas, was die Menschen besonders mögen, in das System der ewigen Entwicklung einzubeziehen, da es dazu führt, dass die Menschen über eine sehr beachtliche Ebene der Ewigkeit verfügen würden. So kennt man zum Beispiel gewisse Eigenschaften im kollektiven Bewusstsein, die behaupten lassen, dass zum Beispiel Schokolade in der Wahrnehmung Glücks- und Freudegefühle freisetzen kann; und zum Beispiel, wenn wir in unserer Wahrnehmung einen Vergleich zwischen solchen Lebensmittels wie Halva, dunkler Schokolade, Milchschokolade, verschiedener Sorten von Keksen, Kuchen usw., ziehen, können wir dann mit einem beachtlichen Grad an Genauigkeit behaupten, dass es oft möglich ist, etwas, was man gerne mag, sowie etwas, was vom Körper als bekömmlich wahrgenommen wird, gerade unter den Bedingungen der ewigen Entwicklung als gesund einstufen zu lassen.

Auf diese Weise wird die nächste Ebene erreicht – Steuerung von Lebensmitteln aus der Sicht der eigentlichen Aufgabe. Man kann die Struktur der ewigen Entwicklung in jedem Lebensmittel umsetzen – zum Beispiel, indem man die Zahlenreihe nutzt. Es ist auch notwendig die Aufgabe der ewigen Entwicklung beim Lebensmittelverzehr mithilfe des Geistes zu erfassen. Selbst wenn man nicht daran denkt, funktioniert die direkte Steuerung oft für eine lange Zeit. Wenn man von Zeit zu Zeit daran denkt und jedes Mal vor Nahrungsaufnahme, oder eben nur dann wenn man Zeit hat, methodenbasierte Intensivierung der Aufgabe der ewigen Entwicklung durchführt, kann diese Aufgabe sehr schnell gefestigt werden, und es fällt einem leichter, die Struktur der ewigen Entwicklung beim Verzehr sowie bei der Arbeit mit Lebensmitteln in der Interaktion zwischen diesen Lebensmitteln und dem äußeren System zu erzielen.

Durch die Kraft des Geists können Sie definitiv Eigenschaften der Lebensmittel regulieren, die Sie zum ewigen Leben führen, gleichzeitig können Sie Ihr Bewusstsein in Richtung ewiges Leben entwickeln, Ihre Ressourcen sowie Technologien des Bewusstseins stets verbessern. Bei der Interaktion mit Lebensmitteln fassen Sie unterschiedliche Ansätze auf, da verschiedene Menschen über verschiedene Bedürfnisse und Geschmäcker verfügen – über Geschmack lässt sich bekanntlich nicht streiten. Daher ist es auch möglich, auf Informationen rund um die Lebensmittel unterschiedlich zu reagieren. Aus der Werbung weiß man, dass es eine Art von wissenschaftlich abgestimmten Theorien zur Ernährung gibt. Es ist wichtig, alles Wichtige zu nutzen - aber gleichzeitig muss man auch stets in allen vorhandenen Systemen die Aufgabe der ewigen Entwicklung definieren. In diesem Zusammenhang und angesichts dessen, dass es eine Vielzahl an Lebensmitteln gibt, die bereits seit langem bestehen – zum Beispiel Butter – und die sich über die Jahre hinweg nicht wesentlich verändert haben, ist es unentbehrlich, daraus, was uns die Massenmedien liefern, das zu filtern, was über das standfesteste und beständigste System verfügt, um das eine oder das andere Lebensmittel beurteilen zu können. Des Weiteren ist es oft wichtig in Betracht zu ziehen, dass verschiedene Hersteller ihre Lebensmittel auf unterschiedliche Weisen herstellen – und daher ist es in manchen Fällen notwendig, bei einigen Lebensmitteln, die von dem einen oder dem anderen Hersteller stammen, auf das Steuerungssystem durch das Bewusstsein zurückzugreifen. Da sich oft bei denselben Lebensmitteln Herstellungsverfahren voneinander stark unterscheiden lassen, können die Lebensmittel auf Sie unterschiedlich wirken. Daher ist es wichtig, auf alle Fälle eine sogenannte innere Diagnose des Lebensmittels immer wieder aufs Neue durchzuführen, um die Esskultur in Bezug auf eigene, individuelle Ansätze und eigene, individuelle Diagnoseeigenschaften zu entwickeln.

Zum Beispiel enthält Margarine oder manchmal sogar Speisefett sogenannte Trans-Fettsäuren, die sich oft nicht vollständig aus dem Körper entfernen lassen; aus dem Grund muss die Menge der Trans-Fettsäuren vor dem Verzehr reduziert werden. In diesem Fall muss die Steuerung auf die Normalisierung zum Beispiel von vorhandenen Systemen, die eventuell Probleme liefern könnten, fokussiert werden. In Verbindung mit diesem sehr wichtigen Element fällt es Ihnen sehr leicht, eine Korrelation von einer Vielzahl an diversen Prozessen zu erreichen, wenn Sie dem Lebensmittel innerhalb Ihres Körpers folgen können. Heutzutage verschreiben Ärzte oft unterschiedliche Diäten, auch bei Diäten müssen Sie gut aufpassen, da Sie sich erst individuell für eine Diät entscheiden und dann daran gewöhnen müssen.

Die beliebte Ansicht, dass unser Planet über eine viel zu große Bevölkerungszahl verfügt, stimmt nicht. Wenn wir uns alle Menschen, die auf der Welt leben – ungefähr sieben Milliarden laut aktuellen Schätzungen – vorstellen, und wenn wir uns ebenso eine Fläche von 55 x 55 km² vorstellen, dann lassen sich die ganzen sieben Milliarden auf dieser Fläche platzieren, wobei pro 2 Menschen 1 m² zur Verfügung stünde, und dies ist relativ viel Platz. In Wahrheit ist die Bevölkerungszahl der Erde ziemlich niedrig und lässt sich auf jeden Fall unendlich entwickeln. Gesteuert werden muss also in die Richtung der unendlichen Reproduktion von Lebensmitteln.

Aktuell wird eine große Vielzahl von Biotechnologien eingesetzt, aber auch zum Beispiel Gentechnik. Es ist wichtig, auch diese Prozesse in der Wahrnehmung zueinander in Beziehung zu setzen, damit Sie mögliche unerwünschte Langzeitwirkungen solcher Prozesse vermeiden können.

Nehmen wir Gentechnik als Beispiel. Das Wesentliche lässt sich hier darin erkennen, dass jede Pflanze oder jedes Tier über eine Vielzahl von Eigenschaften verfügt, und jede einzelne Eigenschaft wird von einem Gen gedeckt. Ein Gen ist ein kleiner Abschnitt der Desoxyribonukleinsäure (DNS) und dieses Gen stellt eine gewisse Eigenschaft der

Pflanze oder des Tiers her. Wenn wir das Gen entfernen, verschwindet auch die Eigenschaft. Wenn wir der Pflanze hingegen ein neues Gen einführen, erhält die Pflanze eine neue Eigenschaft.

Die Pflanze, die auf eine solche Weise modifiziert wird, wird oft mit dem nett klingenden Namen Transgen bezeichnet. Wenn wir in Betracht ziehen, dass ursprünglich auf göttlicher Ebene, Pflanzen und Tiere so erschaffen wurden, wie sie sind, dann wird klar, dass diese Tatsache bei der Steuerung berücksichtigt werden sollte. Wenn Sie genetisch modifizierte Lebensmittel verzehren, ist es wichtig, dass zum Beispiel die Gene einer Pflanze, die in die Struktur eines Tiers eingeschleust wurden, oder die Gene eines Meerestiers, die in die Struktur einer Pflanze eingeführt wurden, sich dem Menschen anpassen müssen. Wenn Sie solche Lebensmittel verzehren, sollten Sie die Steuerung in Richtung der Anpassung vornehmen. Die Anzahl der genmanipulierten Lebensmittel steigt täglich, daher ist es wichtig, die Steuerung in Richtung der Normalisierung der Körperreaktionen auf nahezu jedes System der sich permanent ändernden Lebensmittel vorzunehmen.

Die Technologien Ihres Bewusstseins, die Entwicklung Ihres Geistes und Ihrer Seele sowie Ihr Bestreben nach ewigem Leben lassen Sie praktisch über Lebensmittel steuern, darüber hinaus lässt sich dieses Wissen durch Rezepte, durch Zahlenreihen, die oft relativ einfach das Steuerungssystem in Bezug auf die ewige Entwicklung wiedergeben, teilen.

Man kann sagen, dass es oft ganz einfach ist, ein System der geistigen Entwicklung in der Struktur der ewigen Entwicklung aufzubauen, so dass dieses System der geistigen Entwicklung die Steuerung auf die Ebene der Technologien bringen lässt, die in der Praxis genutzt werden können. Mit anderen Worten, wenn Sie in der Praxis mit Lebensmitteln interagieren, und so ein gewisses System der ewigen Entwicklung aufbauen, das Sie immer aufrechterhalten, können Sie das auf andere Erscheinungen in Ihrem Leben übertragen, nachdem Sie den geistigen Zustand in Erfahrung gebracht haben und nachdem Sie gelernt haben, wie Sie die Interaktion von Zahlen, Wörtern und Lebensmitteln strukturell erfassen können.

Die Menschheit wird nicht sehr viel Zeit brauchen, um eine gewisse Kategorie an Lebensmitteln zu entwickeln, die das ewige Leben sichern. Künstliche Herstellung solcher Lebensmitteln ist keine sonderlich schwere Aufgabe, wenn sich die gesamte Gesellschaft im Allgemeinen die Aufgabe stellt, die menschliche Entwicklung in die Ewigkeit zu steuern und das menschliche Leben unendlich zu machen, unter anderem mithilfe der Technologien bezüglich der Lebensmittel.

Bei dem Umgang mit den sich auf die numerischen Konzentrationen der Lebensmittel bezogenen Technologien, die in diesem Buch dargestellt wurden, ist es wichtig, sowohl die Methode der präzisen und direkten Steuerung durch die Zahlenreihen, als auch die Methode der Realisierung und der Erkenntnis von Zusammenhängen innerhalb der Lebensmittel zu nutzen, die für das Erreichen des ewigen Lebens für Menschen sowie dessen Sicherung bereits jetzt im gegenwärtigen Moment sorgen.

Unten finden Sie die durchnummerierten Rezepte. Jeder Nummer folgt ein Bindestrich, und dieser ist wiederum von numerischen Konzentrationen gefolgt. Wenn Sie diese Konzentrationen in Gedanken aufsagen, während Sie nach Rezept kochen, erfahren Sie ewiges Leben. In Anschluss an die Nummer und die Zahlenreihe finden Sie das Rezept, auf das sich die Reihe bezieht.

4. REZEPTE

BELEGTE BROTE / BRÖTCHEN

1–298464

Zutaten: 6 Scheiben Brot, 120 g Heringsfilet, 4 gekochte Kartoffeln, 2 Tomaten, Kräuter, Salz, 3 EL saure Sahne bzw. Sour Cream, 30 g Butter.

Zubereitung
Brotscheiben mit Butter schmieren, darauf geschnittene Filets legen, saure Sahne mit Salz und Pfeffer würzen, Heringstücke mit saurer Sahne bestreichen, Kartoffelscheiben darauf legen und noch mal mit saurer Sahne bestreichen, Brötchen mit feinen Tomatenscheiben und Kräutern garnieren.

2–5198419

Zutaten: 7 Scheiben Schwarzbrot, Sprottenpastete, 3 Eier, 50-70 g Mayonnaise, 1 Knoblauchzehe, 2 Salzgurken, frische Dillblätter.

Zubereitung
Eier kochen, abkühlen lassen, pellen und danach fein reiben, Knoblauch schälen und durch Knoblauchpresse drücken, Salzgurken in dünne Scheiben schneiden. Mayonnaise, Sprottenpastete, geriebene Eier und Knoblauch zu einer Masse zusammen kneten, eine Scheibe Schwarzbrot mit einer kleinen Menge der Masse bestreichen, darauf geschnittene Salzgurken legen und mit Dill garnieren.

3–584

Zutaten: 7 Scheiben Stangenweißbrot (Baguette), gehackter Hering oder Salzheringsfilets, 2 Eier, 50 g scharfe Kräuterbutter mit Chili, Salzgurke oder 2-3 eingelegte Äpfel, Kräuter.

Zubereitung
Eier kochen, abkühlen lassen, pellen und danach fein reiben.

Kräuter fein hacken, Gurke oder Äpfel in Scheiben schneiden, Brotscheiben mit Butter bestreichen, mit geriebenen Eiern und Kräutern bestreuen, dann mit gehackter Fischmasse bzw. mit Heringsfilets belegen und zuletzt die Brotscheiben mit Gurken- oder Apfelscheiben garnieren.

4–51348164

Zutaten: 1 Baguette (Weißbrotstange), 120 g Kohl bzw. Sauerkraut, Lauchzwiebeln, 50 g Mayonnaise, Salz, 2 Eier, Dosenschinken oder Fleischpastete, 1 TL Senf, 30-40 g Ketchup.

Zubereitung
Baguette längs schneiden. Dann das weiche Brotinnere vorsichtig herauslösen, ohne die untere Kruste zu beschädigen. Eier kochen, abkühlen lassen, pellen und fein reiben. Zwiebeln nicht zu fein schneiden. Mayonnaise, Senf, Salz und Ketchup zu einer Masse vermischen.

In die Mitte beider Brothälften eine dünne Schicht Kohl bzw. Sauerkraut legen, darüber die Masse und oben drauf mit geriebenen Eiern und geschnittenem Lauch bestreuen. Die untere Hälfte mit einer Schicht Dosenschinken oder Pastete auslegen, die beiden Hälften zusammenklappen und fertig ist das belegte Baguette.

5 – **89189**

Zutaten: 5-7 Scheiben Baguette / Weißbrotstange, 20-30 g Honig, 100 g frische Erdbeeren oder Johannisbeeren, 70 g Hüttenkäse, 50 g Kekse.

Zubereitung
Beeren mit Hüttenkäse und Honig glatt verrühren, Kekse aufbröckeln, Brotscheiben mit süßer Masse bestreichen und mit Bröseln bestreuen.

6 – **548681**

Zutaten: 3 Scheiben Weißbrotstange, Alaska-Seelachs- Kaviar (oder Rogen von einem anderen Fisch), 2 Eier, 3 EL saure Sahne oder Sour Cream, frische Kräuterblätter, 20 g Butter.

Zubereitung
Eier kochen, abkühlen lassen, pellen und fein reiben, mit saurer Sahne und feingehackten Kräutern vermengen. Brotscheiben mit Butter dünn bestreichen, danach mit einer Schicht aus der Masse und zuletzt mit Kaviar belegen - den Kaviar dabei sorgfältig mit einem Löffel in kleinen Hügelchen auf das Brot legen.

7–189314012

Zutaten: 3 Brotscheiben, 45 g Käse, 50 g Mayonnaise, 2-3 Eier, 1 Bund Radieschen.

Zubereitung
Eier kochen, abkühlen lassen, pellen und danach längs in Scheiben schneiden. Brotscheiben im Toaster leicht warm machen.

Käse fein reiben und mit Mayonnaise vermischen. Radieschen vorbereiten, waschen und in dünne Scheiben schneiden.

Warme Brotscheiben mit Mayonnaise und Käse dünn bestreichen, darauf Radieschen und dann 2-3 Eierscheiben legen.

8–49804139184

Zutaten: 7 Scheiben Schwarzbrot, 40 g Heringsbutter, 6 Tomaten, 4 Salatblätter, 2-3 Eier, 2 TL Senf, 50 g Pflanzenöl.

Zubereitung
Brotscheiben von einer Seite in Öl anbraten. Eier kochen, abkühlen lassen, pellen und längs in Scheiben schneiden. Tomaten in dünne Scheiben schneiden und leicht anbraten.

Brotscheiben mit Senf, dann mit Heringsbutter bestreichen, darauf ein Blatt Salat legen, darüber auf eine Hälfte des Brots 2-3 Eierscheiben legen und auf die andere Hälfte 2-3 Tomatenscheiben.

9 – **498641**

Zutaten: 3 Scheiben Weißbrot, 1 Salzgurke, 1 Zwiebel, 50 g Käse, 50 g Pflanzenöl, 120 g eingelegte / marinierte Pilze, 1 TL Senf.

Zubereitung
Gurke reiben, Zwiebel schälen und würfeln, Pilze fein schneiden, das ganze Gemüse in Öl anbraten, Käse fein reiben.

Brotscheiben dünn mit Senf bestreichen, dann angebratenes Gemüse darauf legen und oben mit geriebenem Käse bestreuen.

10 – **8916491**

Zutaten: 300 g Champignons, 1 ganzes Roggenbrot, 1 mittelgroße Zwiebel, 100 g Mayonnaise und 100g Pflanzenöl oder Butter, Salz.

Zubereitung
Brot in große dicke Scheiben längs schneiden, jede Scheibe vierteln. Champignons würfeln, in salzigem Wasser 5 Minuten kochen, dann in einer gut erhitzten Pfanne in Butter oder Öl braten, bis sie gar sind. Geschälte Zwiebel in Scheiben schneiden und auch in Butter oder Öl braun anbraten. Auf Brotscheiben schichtenweise Zwiebel, Champignons, Mayonnaise verteilen. Die belegten Brotscheiben aufeinander stapeln und auf ein Backblech legen. Den entstandenen „Kuchen" oben und an den Seiten mit Mayonnaise bestreichen und für 5-7 Minuten in den Backofen stellen. Vor dem Servieren mit gehackten Kräutern bestreuen.

11–5916

Zutaten: 1 Weißbrot, 150 g Sprotten, 80 g Tomatensauce, frische Kräuterblätter.

Zubereitung
Von einem trockenen Weißbrot Kruste abschneiden und in Scheiben ca. 1 cm breit schneiden. Auf jede Scheibe eine Sprotte legen (je nach Größe können es 1 oder 2 Sprotten sein). Mit Tomatensauce bestreichen und für 10 Minuten in den Backofen stellen. Fertige Röstbrote auf einen Teller legen, mit Kräutern garnieren. Heiß servieren.

12–**497648**

Zutaten: 6 Brotscheiben, 80 g Butter, 2-3 Gurken, 2 Eier, 4-5 TL Mayonnaise, Salz, frische Dillblätter.

Zubereitung
Brotscheiben mit Butter bestreichen und von beiden Seiten leicht anbraten. Gurken und Eier in Scheiben schneiden. Auf angebratene Brote erst 2-3 Gurkenscheiben legen und mit Salz bestreuen, dann 3 Scheiben Ei und 1 Löffel Mayonnaise darüber. Jede Brotscheibe mit Dill garnieren

13 – **8543218**

Zutaten: 7 Scheiben Brot, 100 g Butter, marinierte Fischfilets, 4 Eier, 100 g Salzlakenkäse, 2 EL Semmelbrösel, 1 TL Tomatenmark, 50 g Käse.

Zubereitung

Brotscheiben mit Butter bestreichen. Salzlakenkäse und Käse reiben. Geriebenen Salzlakenkäse mit Eigelb und Semmelbröseln vermischen. Brote mit der Masse bestreichen. Darauf Fischfilets und Tomatenmark geben. Brote im Backofen überbacken. Fertige Brote mit geriebenem Käse bestreuen.

14-59168

Zutaten: 6 Scheiben Roggenbrot, 5 Scheiben Weizenbrot, 200 g Butter, 80 g Salzheringsfilets, 5 Eier, Salz, Senf, Kräuterblätter.

Zubereitung

Eier hart kochen, klein hacken und mit Butter vermischen. Etwas Salz, Senf geben, gut vermischen. Weizenbrotscheiben mit der Mischung bestreichen, mit Kräutern bestreuen. Heringsfilets in kleine Stücke schneiden und auf die Roggenbrotscheiben legen.

Auf eine belegte Roggenbrotscheibe eine belegte Weizenbrotscheibe legen, dann wieder eine Roggenbrotscheibe und so weiter, bis Sie insgesamt 5 Scheiben haben. Ähnlich ein zweites Brot zubereiten und die beiden Brote 2-3 Stunden im Kühlschrank stehen lassen.

Danach belegte Brote aus dem Kühlschrank nehmen und in kleine Häppchen schneiden.

SALATE

15-319841

Zutaten: 230 g Kartoffeln, 150 g Hühnerbrust, 150 g marinierte Pilze, 100 g frische Gurken, 4 Eier, Salz, Pfeffer, frische Kräuter.
Für die Sauce: 3 Eigelbe, 2 TL Puderzucker, 150 saure Sahne, Paprika, 1 Zitrone, Nelken.

Zubereitung
Kartoffeln mit Schale gar kochen, abkühlen lassen, pellen und klein würfeln. Hühnerfleisch kochen und mit einem scharfen Messer in kleine Stücke schneiden. Marinierte Pilze (lieber Champignons) spülen und abtrocknen lassen. Dann in dünne Scheiben schneiden und mit Kartoffeln und Hühnerfleisch vermengen. Dazu klein gewürfelte frische Gurken geben.

Eier kochen, abpellen und zerkleinern. Eier zur Mischung geben, Salz und Pfeffer dazu geben.

Nun ist die Sauce an der Reihe: Dafür Eigelbe mit Puderzucker schlagen.

Die Masse in abgekühlte saure Sahne einrühren, etwas Salz und Pfeffer dazu geben, Nelken zerkleinern und ebenfalls in die Sauce geben, Saft aus der Zitrone ausdrücken und in die Sauce unterrühren. Die Sauce gut aufschlagen.

Den Salat mit der Sauce vermengen und einige Zeit ziehen lassen. Vor dem Servieren mit frischen Kräutern garnieren.

16 – **4986813**

Zutaten: 150 g Kartoffeln, 1 Zwiebel, 1 Karotte, 1 Salzhering, 2 gekochte Eier.

100 g Mayonnaise, 2 EL Pflanzen- bzw. Olivenöl, Salz, Petersilienblätter.

Zubereitung
Kartoffeln und Karotte kochen, schälen und grob reiben, Salzhering entgräten und in kleine Stücke schneiden, auf einen flachen Salatteller schichtenweise Fisch, dann in Scheiben geschnittene Zwiebel, Karotte und Kartoffeln auslegen. Jede Schichte mit kleiner Menge Öl begießen, etwas Salz dazu geben. Den Salat mit Mayonnaise vermengen, mit zerkleinerten Eiern und Petersilienblättern garnieren.

17 – **9486817**

Zutaten: 150 g frischer Weißkohl, 1 rote Bete, 2 EL Pflanzenöl, Zucker, Zitronensaft, Walnüsse, Kartoffel-Chips, Salz.

Zubereitung
Fein geschnittenen Weißkohl salzen, gut ausdrücken und mit geschnittener roter Bete vermischen, eine größere Menge geriebener Walnüsse und Zitronensaft mit etwas Zucker dazu geben, mit Öl vermengen und

mit Chips servieren.

18 – 4986917198

Zutaten: 150 g Sauerkraut, 150 g Kürbis, 3 EL Pflanzenöl, Zucker, Honig, Minze.

Zubereitung
Kürbis schälen und fein reiben, mit Sauerkraut und Zucker mischen, Öl dazu geben.

Mit einer Gemüsesauce servieren. Dazu können Sie Honig und Minze anbieten.

19 – 498641390461

Zutaten: 1 Kopf Blumenkohl, 1½ mittelgroße Zucchini, Pflanzenöl, Gemüsesauce, Pinienkerne.

Zubereitung
Blumenkohl in Röschen teilen, in leicht gesalzenes kochendes Wasser geben und aufkochen. Zucchini schälen, entkernen, würfeln und in gesalzenem Wasser garkochen. Zucchini unbedingt in einem Sieb kochen, sonst fallen sie beim Ausnehmen aus dem Sud auseinander. Das Gemüse gut abtrocknen lassen und mit geschnittenem Blumenkohl mischen. Die Gemüsemasse in Öl anbraten. In den Salat können Sie kleine geröstete Brotstücke bzw. Croutons hinzugeben. Das Gericht mit Öl, Pinienkernen und Gemüsesauce vermengen.

20–49806131

Zutaten: 700 g frischer Kohl, 150 g geschälte Walnüsse, 6 Knoblauchzehen, Pfeffer, Pflanzenöl, gesalzene Erdnüsse, Walnüsse, Salz.

Zubereitung

Kohl grob schneiden, mit gesalzenem Kochwasser übergießen und in einem Topf mit geschlossenem Deckel auf die Herdplatte stellen, die auf höchste Stufe angestellt ist. Das Wasser zum Kochen bringen, den Deckel abnehmen und so 5 Minuten weiter kochen, bis typischer Kohlgeruch weg ist. Walnüsse und Knoblauch durch den Wolf drehen und gut zerreiben. Die Masse mit dem Kohl vermischen, vorher aber aus dem Kohl Flüssigkeit durch z.B. Gaze auspressen. Gemüse zu einer homogenen Masse passieren. Pfeffer und Pflanzenöl dazu geben und mit einem Deckel zudecken. Das Gericht mit Nüssen bestreuen.

21–498640219

Zutaten: 250g gefrorene Algen, 3 Salzgurken, 1 Karotte, 1 Zwiebel, 3 EL Pflanzenöl, 1 TL Essig 3% - Säure, 1 Dose Fischkonserven, Dill, Salz.

Zubereitung

Algen auftauen lassen, waschen und nach jeweils 15 Minuten Kochzeit dreimal Wasser im Kochtopf wechseln, dann abkühlen lassen und in Streifen schneiden. Karotte kochen und raspeln, Salzgurken in feine Streifen hobeln. Zutaten vermengen, mit Pflanzenöl, Essig und Salz abschmecken. Ebenfalls Öl bzw. Saft aus der Fischkonserve in den Salat geben. Zwiebel in Scheiben schneiden und in Form von Meridianen oben auf dem Salat verteilen, anschließend mit Dill garnieren.

22–498641

Zutaten: 2 Köpfe Blumenkohl, 1 EL Semmelbrösel, 4 Dosen grüne Erbsen, Mehl, Salz, Pflanzenöl, Kartoffel-Chips, frische Kräuter, Wassermelone (ohne Schale).

Zubereitung
Blumenkohl in gesalzenes kochendes Wasser geben und gar kochen, abtrocknen lassen und schneiden. Mehl und Semmelbrösel in Sonnenblumenöl anrösten. Blumenkohl und grüne Erbsen mit gerösteten Semmelbröseln mischen. Beim Braten etwas Öl dazu geben. Mit Sonnenblumenöl, frischen Kräutern, Wassermelone ohne Schale und Chips servieren.

23 – 49181498

Zutaten: 3 rote Beten, Zwiebeln, Essig, Gewürze, Salz, Sellerie, Pflanzenöl.

Zubereitung
Rote Beten gar kochen und grob reiben. Zwiebeln in einer Pfanne in erhitztem Öl kurz anbraten. Geriebene rote Bete in die Pfanne hinzugeben und mit Zwiebeln andünsten. Mit Salz und Gewürzen abschmecken. Bevor die Pfanne von der Herdplatte abgenommen wird, das Gericht mit kleiner Menge Essig übergießen und mit Sellerie bestreuen. Das Gericht

abkühlen lassen und dann in eine Salatschale geben.

24 – **49864189**

Zutaten: 1 rote Bete, 2 Wurzeln Meerrettich, 2 EL Essig, 2 EL Pflanzenöl, frische Dill- und Petersilienblätter, Erdnüsse, Salz.

Zubereitung
Rote Bete in Wasser mit etwas Salz gar kochen, abkühlen lassen, schälen und grob reiben. Meerrettich schälen und fein reiben. Mit roter Bete vermischen und mit Essig und Öl begießen. Mit fein gehackten Kräuterblättern und Erdnüssen bestreuen.

25 – **4984716489**

Zutaten: 150 g Hühnerbrust, 80 g gekochte Steinpilze, 1 Ei, 50 g grüne Erbsen, 1 frische Gurke, 2 gekochte Kartoffeln, Salz, 3 EL Mayonnaise, Kräuter, 2 EL gehackte Walnüsse, 1 EL Erdnüsse.

Zubereitung
Gekochtes Hühnerfleisch und Pilze in Streifen schneiden, Kartoffeln und Ei klein hacken. Gurke schälen und in feine Scheiben schneiden. Die ganzen Zutaten vermischen, mit Salz abschmecken und Mayonnaise unterrühren. Den Salat in Form eines Hügels auf einer Platte anrichten, mit Kräutern garnieren, und um den Salatrand herum als Dekoration grüne Erbsen ordentlich verteilen.
Nüsse fein hacken und damit grüne Erbsen bestreuen.

26–4986417891

Zutaten: 3 Gurken, 1 Hering mittelgroß, 80 g Käse, 25 g Butter, 3 EL Mayonnaise, Salz, schwarzer Pfeffer, Erdnüsse, Dillblätter und Kresse für die Garnitur.

Zubereitung
Gurken längs halbieren, Gurkeninneres mit einem Löffel entfernen und es dann klein schneiden. Hering von Haut und Gräten entfernen und durch den Wolf drehen. Käse fein reiben. Gurkeninneres, gehacktes Heringsfleisch, Käse, Mayonnaise, Butter zusammen gut verrühren oder mit einem Handmixer schlagen, etwas Salz und Pfeffer dazu geben. Die Masse in eine Tortenspritze oder einen Spritzbeutel geben und für kurze Zeit zum Abkühlen in den Kühlschrank legen. Danach die Masse dekorativ durch spezielle Formen in die Gurkenhälften spritzen.

Nach Geschmack mit Erdnüssen servieren, mit Kresse und Dillblättern garnieren.

27–49864187

Zutaten: 3 rote Beten, 3 Rettiche, Zucker, Honig, Fruchtsoße, 1 Zitrone, 1 Apfel.

Zubereitung
Gemüse fein reiben, Honig unterrühren und Fruchtsoße dazu geben. Saft aus der Zitrone über den Salat ausdrücken und oben darauf mit einer dünnen Schicht Zucker bestreuen.

Oben auf den Salat in die Mitte eine zackig geschnittene Apfelhälfte zur Dekoration legen.

28–398641814

Zutaten: 2 rote Beten, 300 g Kürbis, 100 g Backpflaumen, Rosinen, Vanillezucker, Pflanzenöl, Fruchtsoße, Walnüsse.

Zubereitung
Rote Beten und Kürbis hobeln, Backpflaumen und Rosinen dazu geben, mit Vanillezucker bestreuen, Pflanzenöl unterrühren. Dazu Fruchtsoße mit geriebenen Walnüssen servieren.

29 – 4916481

Zutaten: 3 rote Beten, 2 Äpfel, 2 Karotten, 5 Kartoffeln, 2 frische oder eingelegte Gurken, 10 EL grüne Erbsen, 3 TL Zucker, 2 TL Essig, Pflanzenöl, frische Tomaten, Salz, Petersilie, Dill, Lauchzwiebeln, Knoblauch.

Zubereitung
Rote Beten und Karotten schälen und waschen. Dann in Streifen schneiden und in verschiedene Töpfe geben. Mit Zucker bestreuen, kaltes Wasser dazu geben (so viel, dass das Gemüse gerade bedeckt ist) und 10 Minuten bei schwacher Hitze dünsten. Zu gegarten roten Beten etwas Essig geben. Kartoffeln und geschälte Gurken in Streifen schneiden. In eine Salatschüssel grüne Erbsen, rote Beten, Karotten, Kartoffeln und Gurken so nebeneinander legen, damit die Zutaten nicht vermischt wer-

den (und eine Art Strauß aus Gemüse entsteht). Gemüse mit Pflanzenöl begießen und mit klein gehackten Kräutern bestreuen. Tomaten und Äpfel in Scheiben schneiden und mit geriebenem Knoblauch bestreichen. Die Scheiben auf Salatportionen legen.

30–4986417198

Zutaten: 3 rote Beten, 3 Äpfel, 1 Birne, 1 Tasse Walnüsse, Pflanzenöl, Kräuter, Knoblauch.

Zubereitung
Rote Beten kochen, Äpfel und Birne schälen, zusammen grob hobeln, Walnüsse schälen und zerkleinern. Alles vermischen und eine kleine Menge Pflanzenöl unterrühren, Honig dazu geben. Den Salat mit frischen Petersilien- und Dillblättern bestreuen, auf Wunsch geriebenen Knoblauch in den Salat geben.

31–498641819

Zutaten: 1 Rettich, 250 g Sauerkraut, 1 Zwiebel, ein paar Trockenpilze, Pflanzenöl, Salz, Zucker, Gemüsesause, Kräuter, Erdnüsse.

Zubereitung
Rettich fein hobeln und mit Sauerkraut vermischen, klein geschnittene Zwiebel in Pflanzenöl anbraten und mit Gemüse vermischen, etwas Salz und Zucker dazu geben. Den Salat mit frischen Kräutern garnieren. Pilze kochen, klein schneiden und in den Salat geben. Servieren Sie mit Gemüsesauce und geben Sie dazu Erdnüsse.

32–4748913194

Zutaten: 200 g weiße Bohnen, 2 Zwiebeln, 1 Knoblauchzehe, 10 Stück geschälte Walnüsse, 5 EL Pflanzenöl, Salz, Gewürze, Sodawasser, Kräuter.

Zubereitung
Bohnen über Nacht in kaltem Wasser einweichen lassen. Am nächsten Morgen Wasser abgießen und dann mit Sodawasser übergießen. Bei schwacher Hitze so lange kochen, bis sie weich sind. Wasser abgießen und noch heiße Bohnen mit klein geschnittenen Zwiebeln und Knoblauch vermischen. Mit Pflanzenöl und Salz abschmecken. Gewürze und zerkleinerte Walnüsse dazugeben. Den Salat mit frischen Kräuterblättern und fleckenförmigen Kreationen aus Ketchup garnieren.

33–48974159

Zutaten: 3 Paprika (rot und/oder gelb), 1 Karotte, 1 Gurke, 1 Fleischtomate, 1½ Bund Lauchzwiebeln, Radieschen, Dill, 1 EL Essig, 1 TL trockener Rotwein, 2 EL Olivenöl, Salz, gemahlener Schwarzpfeffer.

Zubereitung
Paprika in Halbringe schneiden, Karotte und Gurke - in Scheiben, Tomate - in Stückchen. Lauchzwiebeln und Kräuterblätter fein hacken. Radieschen in Scheiben schneiden. Das ganze Gemüse in einer Schale vermengen. Essig, Rotwein und Olivenöl zusammen mischen, mit Salz und Pfeffer abschmecken. Die Sauce zum Gemüse geben und unterrühren, den Salat mit gehackten Lauchzwiebeln und Dill bestreuen.

34–5987481

Zutaten: 3 Tomaten, 150 g Gurke, 200 g Paprika und geriebenen Salzlakenkäse, 1 Bund Lauchzwiebeln, Salz, Pfeffer, Pflanzenöl.

Zubereitung
Tomaten, Gurken, Lauchzwiebeln und Paprika schneiden, etwas Salz und Pfeffer dazugeben, gut vermischen. Pflanzenöl unterrühren und mit geriebenem Salzlakenkäse bestreuen. Trotz winterlichen Namens des Salats lässt sich wohl die warme Atmosphäre eines festlichen Abends kaum abkühlen.

35–89064812

Zutaten: 200 g Brechbohnen, 1 Dose weiße Bohnen, 3 Tomaten, 2 Birnen, 6 EL Pflanzenöl, frisch gemahlener schwarzer Pfeffer, frische Kräuter.

Zubereitung
Brechbohnen in 2 Stücke brechen, 10 Minuten kochen. Dosenbohnen in einem Sieb spülen, Birnen und Tomaten vierteln. (Bei Birnen Kerngehäuse entfernen). Birnen in Spalten und Tomaten in Stückchen schneiden. Zutaten durchmischen, Öl und Pfeffer dazugeben. Das Gericht einige Zeit ziehen lassen. Mit klein geschnittenen frischen Kräutern bestreuen. Servieren Sie mit frischem Roggenkernbrot.

36–478164

Zutaten: 200 g Quark und 200 g Paprika, 30-60 g Pflanzenöl, 15 g Zitronensaft, Petersilie, Salz.

Zubereitung

Paprika klein schneiden, mit kleiner Menge Salz und Pflanzenöl im Mörser fein zerstoßen. Quark mit kleiner Menge Pflanzenöl und Zitronensaft zu einer glatten homogenen Masse verarbeiten und das Paprikapüree darunter mischen. Mit Petersilie bestreuen.

37–3486410164

Zutaten: 3 EL kleine marinierte Champignons, 3 Eier, 1 kleine Zwiebel, 2 EL Mayonnaise, 2 EL Pflanzenöl, Salz.

Zubereitung

Eier kochen, halbieren, die Eigelbe herauslösen. Zwiebel klein schneiden und in einer Pfanne braun anbraten. Champignons, Eigelbe zerkleinern und mit Zwiebeln und Mayonnaise vermischen. Mit dieser Mischung Eiweiße so füllen, dass sie wie kleine Boote in Form eines Pilzes aussehen und Sie sicherlich auf romantische Reisen mitreißen würden.

38–548713814

Zutaten: 350 g Kartoffeln, 80 g weiße Bohnen, 1 Zwiebel, Salz, frische Kräuter, Pflanzenöl, 1 Zucchini, Ketchup.

Zubereitung

Pellkartoffeln kochen, pellen und schneiden. Bohnen kochen und mit

Kartoffeln vermengen. Zwiebel klein hacken und in Pflanzenöl braten. Dazu Gemüse geben und noch einige Zeit braten. Salzen, mit Ketchup begießen. Zucchinischeiben anbraten, mit Kräutern garnieren und auf Salatportionen legen.

39–489641819

Zutaten: 250 g frische mittelgroße Tomaten, 80 g hart gekochte Eier, marinierte Zwiebeln und gekochte Sellerie, 250-300 g Mayonnaise, einige Blätter Petersilie, Salz, roter Pfeffer.

Zubereitung
Tomaten in Ringe schneiden. Eier in Scheiben schneiden. Sellerie in kaum gesalzenem Wasser kochen, klein schneiden. Marinierte Zwiebeln in feine Ringe schneiden. Alle Zutaten mit Mayonnaise mischen, mit Salz und Pfeffer abschmecken. In Form eines Hügels in eine Salatschale auslegen, mit Petersilienblättern und Eierringen garnieren.
3-4 mittelgroße Zwiebeln schälen und mit brühheißem Kochwasser begießen. In einen Topf 2 Tassen Wasser geben, 2 EL Essig 6% lösen, Erdnüsse, Salz, und Gewürze - Nelken, Zimt, roten gemahlenen Pfeffer, schwarzen Pfeffer in Körnern, Lorbeerblatt - geben. Gewürze mit Wasser mischen, kochen, mit dieser Marinade die ganzen Zwiebeln übergießen und 3-4 Stunden marinieren lassen. Danach die Marinade abgießen, und marinierte Zwiebeln in Ringe schneiden.

40–594813481

Zutaten: 250 g rote Bohnen, 800 g salzige Erdnüsse, 3 Knoblauchzehen,

Pflanzenöl.

Zubereitung
Vorhin eingeweichte Bohnen kochen. Klein geschnittene Erdnüsse und zerdrückte Knoblauchzehen hinzugeben. Alle Zutaten mischen, ggf. Salz und Pflanzenöl dazugeben.

41-**479641981**

Zutaten: 200 g gekochtes Dorschfilet, 150 g Kartoffeln, 3 Eier, grüne Erbsen, 250 g Mayonnaise, 2 Zwiebeln, Salz.

Zubereitung
Gekochtes Dorschfilet in Streifen schneiden, mit gekochten Kartoffeln, auch in Streifen geschnitten, mischen.

Eier kochen, schneiden. Dann dünne Eiweiße von den Eigelben trennen. Eigelbe noch kleiner hacken. Zerkleinerte Eier zu anderen Salatzutaten geben. Zwiebeln in feine Ringe schneiden und mit dem Salat mischen. Schließlich grüne Erbsen geben, mit Salz, Pfeffer und Mayonnaise abschmecken.

42-**59864178914**

Zutaten: 350 g marinierte Pilze, 3 Äpfel, 2 Zwiebeln, 3 EL Pflanzenöl, Salz, marinierte Oliven, roter Wein.

Zubereitung

Pilze in Streifen, Zwiebeln in Ringe schneiden. Äpfel fein reiben. Zutaten mischen, 10 Oliven, Salz, Pflanzenöl hinzugeben. Den Salat mit klein geschnittenen Zwiebeln bestreuen (Zwiebeln schmecken feiner, wenn Sie sie mit Brühwasser begießen). Das Gericht mit fein geschnittenem Weißbrot servieren.

43–2186417198

Zutaten: 150 Salz- oder marinierte Pilze, 50 g Küchen- oder Lauchzwiebeln, 20 Würfel Weißbrot, Pflanzenöl, Petersilie.

Zubereitung
Pilze klein schneiden und mit klein geschnittenen Zwiebeln mischen. Mit Pflanzenöl vermengen. 20 kleine Würfel Weißbrot in Pflanzenöl so anbraten, dass sie immer noch weich bleiben. Geröstete Brotwürfel in den Salat geben. Den Salat können Sie mit Petersilie servieren.

44–2190648194

Zutaten: 250 g Tomaten, 250 g frische Pilze, 200 g Kartoffeln, 2 Knoblauchzehen, 2 rote Paprikas, Pflanzenöl, frische Kräuter.

Zubereitung
Pilze kochen, abkühlen lassen und in Streifen schneiden. Pellkartoffeln kochen, pellen und würfeln. Tomaten auch würfeln. Alles zusammen mischen und dazu zerdrückten Knoblauch mit vorbereiteten geschnittenen Paprika geben. Den Salat gut mischen, Salz und Pflanzenöl dazugeben. Mit klein gehackten Kräutern bestreuen.

45-**498641781**

Zutaten: 150 g eingelegte Pilze, 1 Kopf Salat, 3 Bund Radieschen, 2 Tomaten, 2 EL gesalzene Erdnüsse, Pflanzenöl, Salz, Gewürze, Schwarzbrot.

Zubereitung
Salat in Stückchen schneiden. Pilze und geschälte Radieschen in feine Scheiben schneiden. Tomaten schälen, Tomateninneres klein schneiden. Radieschen, Salat, Erdnüsse und Tomaten zusammen mischen. Salzen und würzen. Schwatzbrot klein schneiden, anrösten und separat servieren.

46 – **598648712**

Zutaten: 230 g Kochwurst, 220 g Kartoffeln, 6 Eier, 120 g Salzgurken, 2 Zwiebeln, 250 g Mayonnaise, Salz, Pfeffer.

Zubereitung
Eier und Kartoffeln kochen, abkühlen lassen, pellen und klein würfeln. Gewürfelte Kochwurst zugeben, Salzgurken auch würfeln. In den Salat klein geschnittene Zwiebeln geben. Alle Zutaten in einer Schale mischen, mit Salz, Pfeffer und Mayonnaise abschmecken.

47-**219641891**

Zutaten: 150 g Würstchen, 200 g Kartoffeln, 5 Eier, 100 g Salzgurken, 2 Zwiebeln, 200 g Mayonnaise, 1 EL Butter.

Zubereitung

Zwiebeln klein schneiden und in Butter anbraten. Würstchen kochen, dann die Haut abziehen und in Scheiben schneiden. Kartoffeln kochen, pellen und würfeln. Eier kochen, in kaltem Wasser abschrecken, pellen und würfeln.

Salzgurken würfeln, alle Zutaten mischen, mit Salz und Mayonnaise abschmecken.

48–**264317284**

Zutaten: 200 g Hähnchenfilet, 80 g gekochte Pilze, 200 g Kartoffeln, 4 Eier, 50 g eingelegte Gurken, 5 g Senf, Salz, Pfeffer, 30 g Selleriewurzel, 200 g Mayonnaise.

Zubereitung

Hähnchenfleisch kochen, abkühlen lassen und klein schneiden. Selleriewurzeln waschen, schälen und in Streifen schneiden. Gekochte Pilze in Stückchen schneiden, Eier kochen und genauso wie Salzgurken klein würfeln.

Alle Zutaten in einer tiefen Schale zusammenmischen, Salz und Pfeffer dazugeben.
Mayonnaise mit Senf schlagen und in den Salat unterrühren.

49–**5943120142**

Zutaten: 200 g Kochwurst, 200 g Bohnen, 250 g Kartoffeln, 4 Eier, 400 g grüne Äpfel, Salz, 250 g Mayonnaise.

Zubereitung
Eier und Kartoffeln kochen, abkühlen lassen und pellen. In feine Scheiben schneiden, mit Bohnen mischen. Äpfel waschen, schälen und klein würfeln. Kochwurst auch klein würfeln.

Zerkleinerte Zutaten vermengen, dazu Bohnen geben. Mit Salz und Mayonnaise abschmecken.

50–4786419

Zutaten: 200 g Frühkartoffeln, 250 g frische Gurken, 6 Eier, 100g Paprika, 2 mittelgroße Äpfel, 200 g Hühnerfleisch gekocht, Salz, 250 g Mayonnaise, Kräuter.

Zubereitung
Frühkartoffeln mit der Schale kochen, abkühlen lassen, vorsichtig pellen und in feine Stäbchen schneiden. Eier kochen und auch schneiden. Schneiden Sie frische Gurken nicht zu klein, sonst verlieren sie ihren Saft.

Paprika waschen, Samen entfernen, in feine Stäbchen schneiden. Äpfel schälen und würfeln. Hühnerfleisch kochen und in feine Streifen schneiden.

Alle Zutaten zusammenmischen, Salz und Mayonnaise dazugeben. Kräuterblätter mit kaltem Wasser waschen und klein hacken. Den Salat auf einen Teller in Form eines Hügels auslegen, rund herum mit aromatischen Kräutern bestreuen.

51-**498641**

Zutaten: 250 g Geflügelbrustfilet, 100 g Blumenkohl, 150 g grüne Erbsen, 200 g Kartoffeln, 4 Eier, 250 g Mayonnaise, Salz.

Zubereitung
Geflügelfleisch kochen, abkühlen lassen und in feine Stücke schneiden. Blumenkohl in Stückchen schneiden. Grüne Erbsen hinzugeben. Kartoffeln und Eier kochen, würfeln. Alle Zutaten vermischen, Salz und Mayonnaise hinzugeben.

52-**898064198**

Zutaten: 200 g mariniertes Fischfilet, 150 g Reis, 80 g Oliven, 100 g Rosinen, 4 Eier, Salz, Milch.
Für die Sauce: 100 g saure Sahne, 2 Eier, 1 TL Puderzucker, 2 EL Salz, 1 g Zimt, 1 TL Essig.

Zubereitung
Mariniertes Fischfilet in dünne Streifen schneiden. Reis in Milch mit etwas Salz bissfest kochen. Dann den Reis abtropfen und abkühlen lassen. Eier kochen und würfeln.
Fisch, Reis und Eier in einer speziellen Schale zusammenmischen. Eingelegte Oliven abtropfen lassen und dazugeben. Rosinen waschen und mit kochendem Wasser übergießen. Bei schwacher Hitze 2 Minuten

köcheln lassen. Rosinen in einem Sieb gut abtropfen lassen und in die Mischung hinzugeben.

Den Salat mit Salz abschmecken.

Und nun an die Saucenzubereitung: Nehmen Sie am liebsten Eier aus dem Kühlschrank. Abgekühlte Eier lassen sich besser mit Puderzucker und Salz schlagen. Für Aroma geben Sie in die Mischung eine Prise Zimt hinzu und schlagen Sie sie gut auf. Zwischendurch geben Sie Essig in kleinen Portionen rein.

Die zubereitete Mischung mit kalter saurer Sahne schlagen und in den Salat unterrühren.

53–4986417198

Zutaten: 150 g gekochtes Geflügelfleisch, 100 g Soja-Bohnen, 300g bissfest gekochter Reis, 300 g Mayonnaise, 1 EL klein geschnittene Blätter von Petersilie und Basilikum, Salz.

Zubereitung
Brustfilet und -schenkel in Stückchen schneiden, mit Reis und Kräutern zusammenmischen, Mayonnaise, Salz und Kräuter hinzugeben.

54–6487418

Zutaten: 10 Stück gefrorenes Hummerfleisch, 7 Gurken, 1 TL Salz, einige Salatblätter, 1 Knoblauchzehe, 3 EL Pflanzenöl, je eine Prise Zucker und Pfeffer, 2 hartgekochte Eier, Dill, 5 EL Mayonnaise, 100 g Bohnen, 100 g Oliven.

Zubereitung

Hummerfleisch auftauen lassen. Gurken klein schneiden. Salatblätter waschen, in kleine Stücke reißen. Knoblauchzehe schälen, zerkleinern. Pflanzenöl mit Zitronensaft, zerkleinerter Knoblauchzehe, Zucker und Pfeffer mischen. Eier vierteln. Hummerfleisch, Gurken, Salatblätter, Eier, Bohnen, Oliven in einen Salatteller geben und mit Pflanzenölsauce übergießen. Gut mischen, Mayonnaise und Kräuter dazugeben.

55 –4986418481

Zutaten: 200 g gebackene Gans, 80 g Karotten, 200 g Kartoffeln, 150 g Oliven, 100 g marinierte Champignons, 250 g Mayonnaise, Salz, 2 Zwiebeln.

Zubereitung

Karotten, Kartoffeln und Eier kochen, abkühlen lassen, dann pellen und würfeln. Champignons in Scheiben schneiden. Zwiebeln schälen und zerkleinern.

Gebackenes Gansfilet zerkleinern und mit anderen Zutaten mischen. Oliven dazugeben, salzen. Mit Mayonnaise anmachen und in Form eines Hügels auf einen Salatteller legen. Mit Karotten und Eiern garnieren.

56 –7196483194

Zutaten: 100 g leicht gesalzene Heringe, 200 g Kartoffeln, 5 Eier, 150 g gesalzene Pilze, 150g grüne Erbsen, 100 g Karotten, 250 g Mayonnaise, Salz, Kräuter.

Zubereitung
Heringe von Haut und Gräten entfernen, zerkleinern. Gesalzene Pilze in kleine Stücke schneiden, mit Hering mischen.

Kartoffeln, Karotten und Eier kochen, pellen und in Stäbchen schneiden. Diese Zutaten und grüne Erbsen in die Masse geben. Den Salat salzen, mit Mayonnaise vermengen, auf einem Salatteller in Form eines Hügels auslegen, mit klein geschnittenen Kräutern bestreuen und mit kleinen Pilzen und Eierfiguren garnieren.

57-**849316219061**

Zutaten: 200 g Geflügelbrustfleisch, 200 g Kartoffeln, 200 g grüne Erbsen, 150 g eingelegte Weintrauben, 5 Eier, Petersilienblätter, Salz, Mayonnaise.

Zubereitung
Hühnerbrustfleisch in kleiner Menge gesalzenes Wasser kochen, abkühlen lassen und in feine Stäbchen schneiden. Kartoffeln und Eier kochen, pellen und zerkleinern. Fleisch, Kartoffeln und Eier mischen, grüne Erbsen und eingelegte Weintrauben dazugeben. Petersiliengrün waschen und hacken, in den Salat geben. Den Salat salzen, mit Mayonnaise anmachen.

58 –49868431901

Zutaten: 150 g Ostseehering (Clupea harengus), 200 g Kartoffeln, 3 Eier, 3 Spinatwurzeln, 100 g Bohnen, 2 Zwiebeln, 3 Salzgurken, 250 g Mayonnaise, Salz, Pfeffer.

Zubereitung
Bücklinge auslesen und ausnehmen, Köpfe entfernen. Fisch zerkleinern. Kartoffeln und Eier kochen, pellen und in kleine Würfel schneiden.

Eingelegte Bohnen verwenden. Bohnen abtropfen lassen. Zwiebeln schälen und zerkleinern. Salzgurken würfeln. Alle Salatzutaten mischen.

Spinatwurzeln reinigen, waschen und hobeln. Dann mit Mayonnaise mischen, bis die Masse homogen wird. Mayonnaise zu den Salatzutaten geben und gut mischen. Den Salat abschmecken und wenn nötig salzen. 2 Stunden in den Kühlschrank stellen.

59–219418014

Zutaten: 200 g Putenfilet, 150 g Reis, 120 g grüne Erbsen, 100 g Backpflaumen, 4 Eier, 2 Zitronen, 250 g Mayonnaise, Salz.

Zubereitung
Putenfilet in kleiner Menge Salzwasser kochen. Etwas abkühlen lassen und in Schnitzel schneiden. Reis gut abspülen, mit kaltem Wasser übergießen und garkochen. Abtropfen lassen. Anschließend Reis und Schnitzel in einer nicht metallischen Schüssel mischen.

Backpflaumen auslesen, waschen und mit heißem Wasser übergießen, 3 Min. bei kleiner Hitze kochen. Danach abkühlen lassen und entsteinen. Backpflaumen mit scharfem Messer zerkleinern und zur Salatmasse geben.

Eier kochen, schälen und kleinhacken. Grüne Erbsen abtropfen lassen. Eier und grüne Erbsen zur Salatmasse geben.

Saft aus den Zitronen auspressen und in Mayonnaise geben, mischen. Den Salat mit Mayonnaise anmachen, gut mischen, bis der Salat homogen ist. Den Salat auf einen Teller in Form eines Hügels auslegen und mit einigen Erbsen und Backpflaumen schmücken.

60–**389641719**

Zutaten: 200 g Hühnerfleisch, 250 g Reis, 4 Eier, 200 g frische Gurken, 100 g Radieschen, 100g Joghurt, 150 g Mayonnaise, Salz.

Zubereitung
Hühnerfleisch kochen, abkühlen und zerkleinern. Reis gut waschen und in kleiner Menge Salzwasser garkochen. Dann den Reis in ein Sieb schütten und mit kaltem Wasser spülen.

Eier hartkochen, abkühlen und würfeln.

Gurken und Radieschen mit kaltem Wasser waschen. Radieschen häuten. Gemüse in feine Stäbchen schneiden. Alle Salatzutaten mischen.

Joghurt mit Mayonnaise schlagen und damit den Salat anmachen, gut mischen und salzen. Den Salat in einer Schüssel in Form eines Hügels auslegen. Mit Figuren aus Gurken und Radieschen den Salat garnieren.

Sauce aus Mayonnaise mit Joghurt schmeckt ungewöhnlich und besonders. Diese Sauce hat einen leichten und frischen Geschmack. Es ist sehr gesund, die Salate im Sommer und Herbst mit frischem Gemüse zuzubereiten, denn in der Winterzeit gibt es sie selten zu kaufen.

61-**4986418**

Zutaten: 150 g gekochtes Krabbenfleisch, 200 g Kartoffeln, 150 g Algen, 100 g Oliven, 250 g Mayonnaise, Salz, Kresse, 1 TL Piment.

Zubereitung
Krabbenfleisch in dünne Stäbchen schneiden. Kartoffeln schälen und mit Salzwasser kochen. Die Kartoffeln abgießen und bei geringer Hitze gekochte Kartoffeln abtrocknen lassen. Anschließend abkühlen lassen und würfeln. Algen abtropfen lassen und zerkleinern.

Alle Zutaten in einer nichtmetallischen Schüssel mischen. In die Mischung Oliven und Piment geben, mit Mayonnaise anmachen. Salzen. Alle Zutaten nochmals gut mischen und in die Salatschüssel in Form eines Hügels auslegen.

Blätter der Kresse kalt waschen, einen Teil davon zerkleinern und damit den Salat bestreuen. Die restlichen Blätter um den Salat herum auslegen.

62–4986417189

Zutaten: 150 g Thunfischkonserven, 150 g Reis, 100 g eingelegte Pilze, 60 g Oliven, 250 g Mayonnaise, 2 Zitronen, Grün von Minze und Sellerie.

Zubereitung

Reis mit wenig Salzwasser kochen. Anschließend in ein Sieb schütten und mit kaltem Wasser spülen, damit der Reis nicht klebt.

Oliven und Pilze abtropfen lassen und anschließend in feine Scheiben schneiden. Zum Reis geben, gut mischen und zerkleinerten Thunfisch dazugeben.

Zwiebeln schälen, zerkleinern. Selleriegrün zerkleinern. Diese Zutaten zum Salat geben.

Zitronen entsaften und den Saft in Mayonnaise geben. Mit der Sauce den Salat anmachen. Den Salat in einer Schüssel in Form eines Hügels auslegen, mit Minzeblättern schmücken.

63–4978419184

Zutaten: 150 g geräucherter Fisch, 180 g Wurst, 100 g Karotten, 100 g Salzgurken, 2 Zwiebeln, 100 g grüne Erbsen, 200 g Kartoffeln, 4 Eier, 250 g Mayonnaise, Erdnüsse, Salz, schwarzer Pfeffer.

Zubereitung

Entgräteten Fisch zerkleinern. Wurst würfeln, mit Fisch in einer tiefen

Schüssel mischen.

Karotten, Kartoffeln, Eier kochen. Abkühlen lassen, pellen und klein würfeln.

Salzgurken in Stäbchen schneiden. Alle Zutaten mischen. Grüne Erbsen abtropfen lassen. Zur Salatmischung geben. Den Salat mit Salz und Pfeffer abschmecken, mit Mayonnaise anmachen, Erdnüsse dazugeben. Den Salat in einer Schüssel in Form eines Hügels auslegen.

64–31841901

Zutaten: 150 g Reis, 120 g getrocknete Aprikosen ohne Stein, 80 g Rosinen, 5 Eier, 70 g eingelegte Weintrauben, 100 g Apfel, 200 g saure Sahne, 3 EL Honig.

Zubereitung

Reis waschen und mit etwas Wasser übergießen. Zum Kochen bringen, mit Deckel bedecken und bei geringer Hitze garkochen. Dann den Reis auf ein Sieb geben und mit kaltem Wasser spülen. Getrocknete Aprikosen ohne Steine und Rosinen waschen, mit warmem Wasser übergießen und bei geringer Hitze 3 Min. kochen lassen. Die Früchte abgießen, etwas abtrocknen lassen.

Äpfel schälen, würfeln. Eingelegte Weintrauben abtropfen lassen. Kalte, saure Sahne mit warmem Honig schlagen.

Alle Zutaten mischen und mit saurer Sahne anmachen. Den Salat auf eine Platte legen und mit Rosinen, getrockneten Aprikosen und Weintrauben garnieren.

65 –498741219301

Zutaten: 200 g Garnelen, 200 g Kartoffeln, 3 Eier, 2 Zwiebeln, 150 g Oliven, 100 g Karotte, 100 g eingelegte Champignons, 200 g saure Sahne, 2 Zitronen, Salz.

Zubereitung: Garnelen in Salzwasser mit Zwiebel kochen, dann schälen. Mit scharfem Messer zerkleinern.

Kartoffeln schälen und kochen. Die Kartoffeln abgießen und bei kleiner Hitze abtrocknen lassen. Kartoffeln abkühlen lassen und in kleine Würfel schneiden. Eier kochen, schälen und in kleine Scheiben schneiden.

Oliven und Champignons abtrocknen lassen. Karotten kochen, schälen und zerkleinern. Alle Salatzutaten mischen, salzen.

Saure Sahne kühlen und mit Saft einer Zitrone mischen. Sauce gut schlagen und damit den Salat anmachen. Den Salat auf einem Salatteller auslegen und mit feinen Zitronenscheiben garnieren.

66 –986412198

Zutaten: 100 g Hering, 120 g Tintenfisch, 150 g eingelegte Pfifferlinge, 250 g Makkaroni, 4 Eier, 100 g Blumenkohl, 100 g Salzgurken, Salz. Für die Sauce: 2 Eier, 2 TL Puderzucker, 3 TL Salz, 5 Körner Piment, 2

TL Essig, 20 g Pflanzenöl, Koriander.

Zubereitung

Heringe ausnehmen und entgräten. In kleine Stücke schneiden. Tintenfische 5 Min. in Salzwasser kochen. Anschließend ausnehmen und in kleine Stäbchen schneiden. Blumenkohl hacken, Pfifferlinge zerkleinern.

Nudeln in Salzwasser kochen, abtropfen lassen. Eier hartkochen, schälen und zerkleinern. Salzgurken würfeln. Alle Zutaten mischen und den Salat salzen.

Die Sauce zubereiten. Kalte Eier mit Puderzucker und Salz schlagen. Mit Gewürzen abschmecken und die Sauce schaumig weiß schlagen. Unter ständigem Rühren Pflanzenöl in dünnem Guss zugeben. Danach die Sauce leicht abkühlen lassen und den Salat damit anmachen.

67-**81906431901**

Zutaten: 100 g Hering, 150 g Reis, 80 g Pistazien, 100 g Karotten, 2 TL Basilikum, 3 TL Muskatnuss, 5 Eier, 150 g eingelegte Champignons, Salz, Piment, Salatblätter.
Für die Sauce: 200 g Sahne, 2 TL Weinessig, 2 TL Walnussöl, 2 TL Salz, 2 TL Puderzucker.

Zubereitung

Heringe entgräten und klein schneiden. Reis gut waschen und mit Wasser übergießen. Aufkochen, mit Deckel bedecken und bei kleiner Hitze garkochen. Dann den Reis in ein Sieb geben, mit kaltem Wasser spülen, mit Heringen mischen, salzen und pfeffern. Diese Zutaten auf den Boden der Schüssel legen.

Karotten und Eier kochen. Abkühlen lassen und schälen, dann klein schneiden. Karotten und Eier in eine separate Schüssel legen. Zerkleinertes Basilikum, Muskatnuss und eingelegte Champignons dazugeben. Mischen, salzen und pfeffern.

Kalte Sahne mit Puderzucker und Salz schlagen. Beim Schlagen Weinessig zugießen. Anschließend vorsichtig Walnussöl dazugeben. Die Sauce gut mischen und den zweiten Salatteil anmachen. Diesen Teil auf die Schicht Hering und Reis geben. Den Salat mit Kräutern garnieren.

68–498641819

Zutaten: 0,8 kg Tintenfisch, 4 Eier, 3 Schalotten, 1 Packung Meeres-Stäbchen, 1 Dose Mayonnaise.

Zubereitung

Tintenfische in Salzwasser kochen, häuten und in mittelgroße Stücke schneiden. Zwiebeln in Halbringe schneiden und mehrmals spülen, damit sie nicht bitter schmecken. Meeres-Stäbchen und Eier schneiden: Eier - klein schneiden, Meeres-Stäbchen – etwas größer. Alle Zutaten mischen und mit Mayonnaise anmachen. Diesen leckeren Salat am besten mit weißem Muskatwein servieren.

69–51951731914

Zutaten: 2 Selleriewurzeln, 4 Kartoffeln, 3 EL eingelegte Champignons (geschnitten), 2 Eier (gekocht), 2 eingelegte Gurken, 2 EL Mayonnaise, 1 TL Senf, Salz.

Zubereitung

Pellkartoffeln zubereiten, pellen und in kleine Würfel schneiden. Selleriewurzeln hobeln, Eier und Gurken kleinschneiden. Diese Zutaten mit Champignons mischen, mit der Sauce aus Mayonnaise, Senf und Salz anmachen.

70–**898064191**

Zutaten: 150 g Makkaroni, 2 Knoblauchzehen, 1 Zwiebel, 100 ml Pflanzenöl, 50 ml Weinessig, 50 g Anchosen, 50 g Oliven, Salz, Wasser.

Zubereitung

Nudeln kochen. Zwiebel und Knoblauch zerkleinern und in Pflanzenöl anbraten. Während die Zwiebel gart, Weinessig, Pflanzenöl, Pfeffer und Salz mischen. Diese Mischung aufkochen.

Oliven entsteinen, schneiden und mit Anchosen mischen.

Die Nudeln abgießen und auf die Teller geben. Heiße Zutaten mischen und über die Nudeln gießen. Anchosen und Oliven auslegen.

71–**4986917148**

Zutaten: eingemachte Früchte - Aprikosen, Birnen, Äpfel, 3 frische Äpfel, 3 Apfelsinen, 2 Kiwis, 100 g Weintrauben, 100 g gemahlene Nüsse, 250 g saure Sahne, 150 g Zucker.

Zubereitung
Eingemachte Früchte würfeln, auf den Boden einer großen Schüssel legen. Am besten in Schichten. Zuerst eine Schicht Äpfel. Weintrauben halbieren und auf die Apfelschicht legen. Dann eine Schicht gewürfelter Apfelsinen und Kiwis. Saure Sahne mit Zucker schlagen und damit ausgiebig jede Schicht begießen. Den Salat mit Nüssen bestreuen.

Bei der Zubereitung dieses Salats sollte ein scharfes Messer verwendet werden, damit die Früchte möglichst wenig Saft verlieren. Den Salat direkt vor dem Servieren zubereiten.

72-54864197

Zutaten: rundes Brot, 2 Kartoffeln (gekocht), 2 eingelegte Gurken, 3 Eier, 80 g Erbsen, 100 g eingelegte Pilze, 200 g Fleisch (gekocht), 100 g saure Sahne, 3 EL Mayonnaise, Salz, Pfeffer.

Zubereitung
Rundes Brot von oben aufschneiden und Brotinneres ausnehmen. In das Brotkörbchen die Füllung legen. Die Füllung aus Fleisch, Gurken und Pilzen kleinschneiden, Erbsen dazugeben, mit saurer Sahne und Mayonnaise anmachen. Mit Salz und Pfeffer abschmecken. Gefülltes Brotkörbchen ausgiebig mit geriebenem Käse bestreuen und für kurze Zeit in den Backofen stellen. Wenn der Käse schmilzt und das Körbchen mit einer appetitlichen Kruste schmückt, ist der Salat fertig. Abgekühlt und

mit Kräutern servieren.

73-**4916487178**

Zutaten: 350 g frischer Weißkohl, 3 Tassen reife Aprikosen (geschnitten), 2 Kiwis.

Zubereitung
Weißkohl raspeln und mit Aprikosen mischen. Mit einer Früchtesauce und geschnittenen Kiwis servieren.

74-**5196418194**

Zutaten: 125 g Joghurt, 3 Äpfel, 5 EL Haferflocken, 2 EL geriebene oder gemahlene Nüsse, 1 EL Rosinen.

Zubereitung
Haferflocken für 15-20 Min. mit etwas kaltem, abgekochtem Wasser übergießen. Äpfel schälen und hobeln. Gehobelte Äpfel in eine Salatschüssel legen. Eingeweichte Haferflocken ausdrücken und mit Äpfeln vermischen. Nüsse dazugeben. Rosinen gut waschen und 15 Minuten in warmem Wasser einweichen lassen. Vorbereitete Rosinen in die Salatschüssel geben. Zutaten mischen und mit Joghurt übergießen.

ERSTE GÄNGE

75–47921431948

Zutaten: 1,8 kg frischer Kohl, 5 Kartoffeln, 1-2 Zwiebeln, 1-2 Karotten, 1 rote Bete, ½ Zitronen, Lorbeerblatt, Salz, Pfeffer, Petersiliengrün.

Zubereitung
Gemüse in Streifen schneiden, mit kochendem Wasser übergießen, salzen, Zitronensaft, Pfeffer, Lorbeerblatt, Petersiliengrün dazugeben.

76 –498741818145

Zutaten: 2 Konservendosen Fisch in Öl, 1-1½ kg Kohl (frisch), 6 Kartoffeln, 1 Zwiebel, 1-2 Karotten, 1 rote Bete, Lorbeerblatt, 2-3 EL Pflanzenöl, Salz, Pfeffer, 100 g saure Sahne oder Mayonnaise „Provinzial", Petersiliengrün.

Zubereitung
In einen Topf kaltes Wasser geben, zum Kochen bringen, salzen, geschälte und in Scheiben geschnittene Kartoffeln dazugeben. Frischen Kohl kleinraspeln und in den Topf legen. Geschälte Zwiebeln in Öl braun anbraten, kleingeschnittene Karotten dazugeben, mischen und einige Minuten braten. Die Mischung in den Topf mit Gemüse geben, aufkochen lassen. Rote Bete schälen, klein hobeln und in eine heiße, mit Pflanzenöl bestrichene Pfanne legen, Kochwasser dazutun und abgedeckt gardünsten. Dosen mit Fischkonserven öffnen und den Inhalt vorsichtig in den Topf mit Gemüse geben, aufkochen lassen. In den Topf

Lorbeerblatt, Pfeffer, Salz geben, mit roter Bete und Petersiliengrün anmachen. Den Topf vom Herd nehmen. Borschtsch „Atlantischer" kann man sowohl kalt, als auch warm servieren, mit saurer Sahne oder Mayonnaise anmachen.

77-**2987412019**

Zutaten: 500 g Geflügelfleisch, 2 Zwiebeln, 3 Karotten, 1 rote Bete, ½-1 kg Kohl (frisch), 2 EL Butter, ½ Zitrone, 100 g saure Sahne, Dill, Lorbeerblatt, Salz, Pfeffer, 3-4 Kartoffeln.

Zubereitung
Geflügel in Teile schneiden, waschen, in einen tiefen Topf legen, mit Wasser übergießen, aufkochen lassen, salzen, bei kleiner Hitze kochen. Wenn das Geflügelfleisch fast gar ist, aus dem Topf nehmen, entbeinen. Klein geschnittene Zwiebeln mit Butter passieren, kleingehobelte Karotte zugeben, ein wenig Brühe eingießen und dünsten. Rote Bete kochen oder im Backofen backen, anschließend schälen und hobeln. Kohl kleinraspeln, Kartoffeln würfeln. Kohl und Kartoffeln in die Brühe geben. Einige Minuten vor dem Garwerden gedünstetes Gemüse und rote Bete in die Brühe geben, mit Zitronensaft anmachen, Geflügelfilet dazugeben. Mit Salz und Pfeffer abschmecken, Lorbeerblatt dazugeben. Beim Servieren mit saurer Sahne anmachen, mit Dill garnieren.

78-**01931189**

Zutaten: 9 Kartoffeln, 1 Karotte, 1-2 Zwiebeln, 300 g Rote-Bete-Kraut, 200 g frische Erbsen, 2 EL Pflanzenöl, 100 g saure Sahne, 2-3 Eier, Salz, Petersilie und Dill.

Zubereitung

Wasser sieden, kleingeschnittenes Rote-Bete-Kraut hineingeben, zum Kochen bringen, dann gewürfelte Kartoffeln dazugeben. Klein geschnittene Zwiebeln und Karotten passieren und garkochen. Einige Minuten vor dem Garwerden die Suppe salzen, mit gut geschlagenen Eiern anmachen. Vor dem Servieren den Borschtsch mit saurer Sahne anmachen und mit Kräutern bestreuen.

79-**014214912**

Zutaten: 75 g getrocknete Steinpilze, 100 g gekochte Backpflaumen, 3-4 gekochte oder gebackene rote Beten, 4-5 Kartoffeln, 1-2 Karotten, 2 Zwiebeln, 4 EL Tomatenmark, 2 EL Pflanzenöl, 1 EL Zucker, 1 EL Essig, Salz, Pfeffer, Lorbeerblätter, Dill oder Petersilie, 100 g saure Sahne.

Zubereitung

Pilze eine Stunde in Wasser einweichen lassen, danach gut mit kaltem Wasser waschen und in einer großen Menge Wasser kochen. Den Sud durchsieben und Pilze in Streifen schneiden. Kartoffeln würfeln und dazugeben, Gemüse mit Tomatenmark passieren und unterrühren. Mit Salz und Pfeffer abschmecken, Lorbeerblätter, Essig und Zucker dazugeben. Vor dem Garwerden in Streifen geschnittene Pilze in den Topf geben. Backpflaumen separat kochen und entsteinen. Vor dem Servieren Backpflaumen auf jeden Teller legen, mit saurer Sahne anmachen und mit Kräutern bestreuen.

80-**4986418**

Zutaten: 500 g rote Bete, Petersilie- und Selleriewurzeln, 250 g saure Sahne, 2 EL Milch, 1 EL Mehl, 4-5 Kartoffeln, 2-3 Knoblauchzehen, 4-5 Eier, 1-2 Tassen Rote-Rüben-Kwas (Rote-Bete-Trunk), Salz, Pfeffer.

Zubereitung
Gemüse waschen, in dünne Scheiben schneiden, mit heißem gesalzenem Wasser übergießen und so lange kochen, bis es weich wird. Mehl anbraten, dann mit kleiner Menge Milch mischen und in die Brühe geben. Nach dem Aufkochen Rote-Bete-Trunk hinzugeben, Knoblauch mit Salz zerquetschen und zusammen mit Zucker unterrühren. Mit saurer Sahne mischen. Als Beilage Salzkartoffeln oder hart gekochte Eier servieren.

81–319314819

Zutaten: 3 rote Beten, 6 Kartoffeln, 4 EL Butter, 2 Zwiebeln, 2-3 Karotten, 2 Äpfel, 2-3 EL Mehl, 3-4 EL Tomatenmark, 200 g saure Sahne, Petersiliengrün, Zucker, Salz.

Zubereitung
Kartoffeln in Streifen schneiden und in Kochwasser geben, Salz, Zucker, klein geschnittene, mit Butter passierte Zwiebeln und gehobelte Karotten dazugeben. Wenn Kartoffeln gar sind, in den Gemüsesud gehobelte rote Bete und klein geschnittene Äpfel geben. Zum Kochen bringen und mit Tomatenmark anmachen. Vor dem Servieren auf jeden Teller einen Esslöffel saure Sahne geben und ausgiebig mit Petersilien-

grün bestreuen.

82-38941481

Zutaten: 700 g Geflügelfleisch, 400 g Weißkohl, 80-90 g Schweinespeck, 2-3 rote Beten, 3 EL Tomatenmark, 6-8 Kartoffeln, 200-300 g Mehl, 2 Eier, 1-2 Zwiebeln, 2 Karotten, Pfeffer, Salz, Lorbeerblätter, 1 EL Zucker, 100 g saure Sahne.

Zubereitung
Geflügelfleisch vorbereiten, mit kaltem Wasser übergießen, bei kleiner Hitze garkochen. Weißkohl raspeln, in den Topf mit Geflügelfleisch geben. Dann Zwiebeln, Karotten und rote Beten mit Schweinespeck und Mehl passieren, Tomatenmark dazu geben und damit den Sud anmachen. Borschtsch zum Kochen bringen, klein gewürfelte Kartoffeln reintun, mit Salz, Pfeffer und Lorbeerblättern abschmecken.
Teig für Knödel: Ei, Tasse Sud, Mehl mischen, mit Salz und Pfeffer abschmecken. Die Knödel mit einem Esslöffel in den fertigen Borschtsch geben, gar kochen und dann den Topf vom Herd nehmen. Vor dem Servieren den Borschtsch mit saurer Sahne anmachen.

83-5489163191

Zutaten: 1000 g Innereien, 3 rote Beten, 4 Kartoffeln, 200 g Bratfett, 2 Zwiebeln, 2 Karotten, 700 g Brotkwas (Brottrunk), 2-3 EL Tomatenmark, 100 g saure Sahne, Petersilie oder Dill, Salz, Pfeffer, Lorbeerblätter.

Zubereitung

Innereien und die Hälfte des Gemüses in einem tiefen Topf garkochen. Den Sud durchsieben, die Innereien schneiden. Rote Beten in Streifen schneiden, Tomatenmark, Brotkwas, Salz dazugeben, gardünsten. Geschnittene Zwiebeln und Karotten in Bratfett leicht anbraten. Geraspelten Kohl und geschnittene Kartoffeln in den Sud geben, zum Kochen bringen, gedünstete rote Beten und passiertes Gemüse, Salz, Pfeffer, Lorbeerblätter dazugeben und garkochen. Vor dem Servieren mit saurer Sahne anmachen, in jeden Teller Innereien geben, ausgiebig mit Kräutern bestreuen.

84–319484312

Zutaten: 5 rote Beten, 3 EL Bratfett, 2-3 EL Mehl, 2 l Fleischbrühe, 1-2 Zitronen, Petersiliengrün.

Zubereitung

Rote Beten schälen, in Streifen schneiden, in Bratfett anbraten und Mehl dazugeben. Dann die Fleischbrühe zugeben und die roten Beten garkochen. Die Brühe durchsieben, die roten Beten durch ein Sieb streichen und Zitronensaft dazugeben. Vor dem Servieren mit Petersiliengrün garnieren.

85–498710641

Zutaten: 1 Dose Fischkonserve in Tomatensauce, 1-1½ kg frischer Kohl, 1 Zwiebel, 1-2 Karotten, 1-2 EL Pflanzenöl, Lorbeerblätter, Salz, Pfeffer, Petersiliengrün.

Zubereitung

In einen Topf kaltes Wasser geben, aufkochen, salzen, gewürfelte vorhin geschälte und gewaschene Kartoffeln hineingeben. Frischen Kohl raspeln und in den Topf zu Kartoffeln geben. Klein geschnittene Zwiebeln mit Pflanzenöl passieren, in Streifen geschnittene Karotten dazugeben, leicht anbraten, mit Wasser aufgießen und dünsten. Den Gemüsesud mit gedünsteten Zwiebeln und Karotten anmachen. Aufkochen lassen. In den siedenden Sud Fischkonserven geben, dann Lorbeerblätter, mit Pfeffer und Salz abschmecken, auch grob geschnittene Petersilie dazugeben. Den Topf abdecken und vom Herd nehmen. Schtschi mit Fischkonserven kann man sowohl warm als auch kalt servieren.

86–49864101981

Zutaten: 120 g Trockenpilze, 250 g Sauerkraut, 1 Zwiebel, 2 EL Pflanzenöl, Petersiliengrün, 2-3 Kartoffeln, Pfeffer, Salz, 2 EL Tomatenmark.

Zubereitung

Trockenpilze mit heißem Wasser übergießen und einige Minuten einweichen lassen. Sauerkraut mit warmem Wasser übergießen, gut ausdrücken, in einen Topf geben und mit kochendem Wasser übergießen, Tomatenmark dazugeben, mit dem Deckel abdecken und bei kleiner Hitze dünsten lassen. Klein geschnittene Zwiebeln mit Pflanzenöl passieren, klein geschnittene vorher gut ausgedrückte Pilze dazugeben. In den Topf mit dem Kohl legen, mit Wasser aufgießen und bei kleiner Hitze kochen lassen. Geschälte, gewaschene Kartoffeln würfeln und in den Topf geben, bei kleiner Hitze garkochen. Pfeffern, salzen, grob geschnittenes Petersiliengrün dazugeben, vom Herd nehmen.

87-**49867121901**

Zutaten: 450 g Fischfilet, je 250 g Sauerampfer und Spinat, 1 Karotte, 1 Zwiebel, 2 EL Mehl, 2 EL Pflanzenöl, 2 Eier, Pfefferkörner, Lorbeerblätter, Lauchzwiebeln.

Zubereitung
Blätter von Sauerampfer und Spinat gut auslesen und waschen, kochen und zusammen mit dem Sud durch ein Sieb streichen. Kleingeschnittene Zwiebel und Karotte leicht anbraten, gegen Ende des Anbratens mit Mehl bestreuen. Gemüse mit heißem Wasser bis zur nötigen Suppendichte verdünnen. Pürierte Sauerampfer- und Spinatblätter, Lorbeerblätter, Kräuter, Pfefferkörner, Salz dazugeben. Die Suppe einige Minuten kochen. Fischfilet in kleine Stücke schneiden, salzen, pfeffern, jedes Stück in Mehl wenden und anbraten. Vor dem Servieren auf jeden Teller ein Stück Fisch, ein halbes hartgekochtes Ei und geschnittene Lauchzwiebeln legen.

88-**2193198194**

Zutaten: 900 g Stör, 6 Kartoffeln, 800 g frischer Kohl, 1 Rübe, 2 Karotten, 1-2 Zwiebeln, 3-4 EL Tomatenmark, 3 EL Bratfett, Salz, Pfeffer, Lorbeerblätter, Petersiliengrün.

Zubereitung
Fisch mit kochendem Wasser überbrühen, häuten und gründlich waschen, dann ins Kochwasser geben und garen. Überbrühte und gereinig-

te Fischköpfe ohne Kiemen und Augen sowie Schwänze und Flossen in einen Topf geben, mit kaltem Wasser übergießen und eine Brühe kochen. Fleisch von Fischköpfen und gekochte Fischfilets zusammen mischen. Kohl raspeln und in die Fischbrühe geben, dann in Streifen geschnittene Kartoffeln, Lorbeerblätter, Pfeffer und Salz dazugeben. Gemüse in Streifen schneiden, mit Bratfett und Tomatenmark passieren und in den Topf zu Kohl und Kartoffeln geben. Fischstücke in Topfschüssel geben, mit Schtschi übergießen, mit saurer Sahne anmachen und mit Petersiliengrün garnieren.

89–91481131948

Zutaten: 2 Tassen eingelegte Pilze, 150 g getrocknete Pilze, 1 Tasse Sauerkraut (geschnitten), 1 Karotte, 2 EL Pflanzenöl, 100 g saure Sahne, 1 EL Salzlakenkäse, Petersilienblätter und -wurzeln, Salz, Pfeffer.

Zubereitung

Trockenpilze in warmem Wasser einweichen. Dann ausdrücken, klein schneiden und bei kleiner Hitze kochen. Dann eingelegte Pilze, Sauerkraut, in Scheiben geschnittene Karotte zugeben und garkochen. Pflanzenöl eingießen, klein geschnittene Wurzelpetersilie dazugeben, mit Salz und Pfeffer abschmecken. Vor dem Servieren saure Sahne mit Salzlakenkäse unterheben und mit Petersiliengrün garnieren.

90–319481919400

Zutaten: 650 g Sterlet frisch, 120 g Salzgurken, 2-3 Tomaten, 2 Zwiebeln, 2 EL Pflanzenöl, Salz, Pfeffer, Lorbeerblatt, Petersiliengrün, 2 EL

Tomatenmark, Oliven.

Zubereitung

Fisch ausnehmen, entgräten. Aus Fischkopf und Gräten eine leicht gesalzene Fischbrühe kochen. Klein geschnittene Zwiebeln passieren, Tomatenmark zugeben, dann in große Stücke geschnittenes Fischfilet zugeben. Anschließend in den Topf in Streifen geschnittene Salzgurken, Tomaten, Lorbeerblatt, Pfeffer und Salz geben. Vor dem Servieren auf jeden Teller Oliven legen, mit Petersiliengrün garnieren.

91–**519481319061**

Zutaten: 600 g Filet vom Meeresfisch, 3 Zwiebeln, 1-2 Karotten, 2 EL Tomatenmark, 100 g saure Sahne, ½ Zitrone, 150-200 g Salzgurken, 50-100 g Algen, Salz, Pfeffer, Lorbeerblatt, Petersilie.

Zubereitung

Fischfilet waschen, eine leicht gesalzene Brühe daraus zubereiten. Gekochtes Fischfilet aus der Brühe nehmen, leicht anbraten. In große Stücke geschnittene Zwiebeln und Karotten mit Tomatenmark passieren. Gebratenes Fischfilet mit Brühe übergießen, Zwiebeln und Karotten, in große Stücke geschnittene Salzgurken und Algen zugeben. Nach ein paar Minuten Lorbeerblätter, Salz und Pfeffer dazugeben. Mit saurer Sahne oder geschälten Zitronenscheiben servieren, mit Kräutern garnieren.

92–**498641219401**

Zutaten: 900 g von einem fernöstlichen Fisch, 3 Zwiebeln, 50 g Salzgurken, 2 EL Tomatenmark, 2 EL Butter, Lorbeerblatt, Pfefferkörner, ½ Zitrone, Salz, Oliven, Petersilie.

Zubereitung
Fisch in große Stücke schneiden, mit kaltem Wasser übergießen, zum Kochen bringen, Schaum entfernen, salzen und bei kleiner Hitze kochen lassen. Anschließend die Fische vorsichtig aus der Brühe nehmen.
In dünne Scheiben geschnittene Zwiebeln in Butter leicht anbraten, nach einigen Minuten Tomatenmark dazugeben. Salzgurken schälen und in dünne Scheiben schneiden. Vorbereitetes Gemüse und Gewürze in kochende Brühe tun, dann Fischfilets dazugeben, zum Kochen bringen und vom Herd nehmen. Beim Servieren auf jeden Teller ein Stück Fisch, geschälte Zitronenscheiben und Oliven legen, mit Petersilie garnieren.

93–498641819

Zutaten: 350 g Stör, 2 Karotten, 1 Zwiebel, 120 g Salzgurken, 120 g Tomaten, 1 EL Tomatenmark, 2 EL Pflanzenöl, ½ Zitrone, Petersilie, Oliven, Wurzelpetersilie.

Zubereitung
Karotten und Wurzelpetersilie in dünne Scheiben schneiden, Zwiebeln hobeln und passieren. In kochende Brühe passiertes Wurzelwerk geben, zum Kochen bringen. Kleingeschnittene Salzgurken, Oliven, portionierten Fisch hineintun und garkochen. Gegen Ende des Kochens Tomatenscheiben dazugeben. Die Soljanka mit Zitrone und Petersilie servieren.

94 –4986418

Zutaten: 900 g frische Champignons, 7 Gurken, 2-3 Zwiebeln, 100 g Oliven, 3 EL Tomatenmark, 150 g saure Sahne, Zitrone, Petersilie und Dill, Salz und Pfeffer.

Zubereitung
Champignons mit kaltem Wasser waschen, mit Wasser übergießen und garkochen. Anschließend den Sud durchsieben. Geschnittene Zwiebeln mit Pflanzenöl passieren, Tomatenmark dazugeben. Gekochte Pilze, passierte Zwiebeln und in Stäbchen geschnittene Gurken in den durchsiebten Sud geben, salzen, pfeffern und einige Minuten kochen. Vor dem Servieren mit Zitronenscheibe garnieren und mit saurer Sahne anmachen.

95–3648189181

Zutaten: 450 g Geflügel, 2 l Wasser, 1 Zwiebel, 1 Karotte, 1 EL Butter, Petersilie und Sellerie, Pfeffer, 150 g geriebener Käse, Lorbeerblatt, Salz.

Zubereitung
Eine klare Geflügelbrühe kochen, sie mit Salz und Pfeffer abschmecken.

Das Geflügel entbeinen, in kleine Stückchen schneiden, auf Teller verteilen.

Nudeln separat kochen, damit die Brühe klar bleibt. Wurzelsellerie und

Karotte in Würfel schneiden, Tomaten in Scheiben schneiden.

Rohes Gemüse, Nudeln auf Teller legen. Mit Brühe übergießen. Gehackte Dill und Petersilie zugeben.

96–**49864131840**

Zutaten: 450 g Geflügel, 250 g Karotten, 1 Zitrone, 120 g Kartoffeln, 3 Knoblauchzehen, 2 große Zwiebeln, 1 EL Butter, Petersilie, Salz zum Abschmecken.

Zubereitung
Eine Geflügelbrühe kochen und durchsieben. Ganze Kartoffeln kochen, sie mit klein geschnittenem Knoblauch stampfen. Die Brühe warm machen, die Kartoffelmischung, in Butter goldbraun angebrannte Zwiebeln und Karotten hinzugeben. Mit Kräutern und Salz abschmecken.

97–**498641719401**

Zutaten: 450 g Geflügel, 3 Zwiebeln, 1 Karotte, 2 l Wasser, Dill, 4 Eigelb (4 Portionen), Salz.

Zubereitung
Eine Geflügelbrühe kochen, dabei ab und zu abschäumen. Die Brühe durchsieben. Zwiebeln, Karotten und Dill fein schneiden. In ofenfeste Suppenterrinen Gemüse, Dill und Eigelb geben. Mit der Brühe (abgekühlt bis 80 °C) übergießen.

98–**519616319401**

Zutaten: 350 g Geflügel, 1 Zwiebel, 4 Kartoffeln, 1 Karotte, Petersilie, saure Sahne, Salz, 20 g Meerrettich.

Zubereitung

Ein Huhn (oder anderes Geflügel) in 4 Teile schneiden und mit kaltem Wasser übergießen. Ankochen, abschäumen und die Brühe 1 Stunde bei kleiner Hitze kochen. Fein geschnittene Karotte, Kartoffeln, Zwiebel, gehobelten Meerrettich dazugeben, salzen und garkochen.

Mit gehakten Kräutern servieren, mit saurer Sahne anmachen.

99–498641019

Zutaten: 550 g Pute, 2,5 l Wasser, 3 Karotten, 2 Zwiebeln, 1 EL Butter, 3 Eier, ½ Tasse Milch, Kräuter und Salz.

Zubereitung

Eine klare Putenbrühe kochen. Karotten und Zwiebeln kleinhacken und in die Brühe geben. Salz und Kräuter zugeben.

Ein Omelett zubereiten, es in recht große Rauten schneiden, eine Raute auf jeden Teller legen und mit Brühe übergießen. Mit Salzgebäck servieren.

100–214982891

Zutaten: 550 g Geflügel, 2,5 l Wasser, 75 g Reis, ½ Zitrone, Lorbeerblatt, Salz, Dill, Lauch, 1 EL Butter.

Zubereitung

Geflügel in Stückchen schneiden und in Butter goldbraun anbraten. Jedes Stückchen zuvor salzen und mit Zitronensaft bestreichen. Angebratene Geflügelstückchen in kochende Brühe geben. Lorbeer, Salz, separat zubereiteten Reis und Kräuter zugeben. Mit saurer Sahne oder Mayonnaise servieren.

101–498641719819

Zutaten: 480 g Geflügel, 2,5 l Wasser, 80 g frische Champignons, 1 Karotte, 1 Zwiebel, Lorbeerblatt, Sellerie, Petersilie, Salz, 3 EL Butter, Pfeffer, 100 g Kartoffeln.

Zubereitung

Eine Geflügelbrühe kochen. Die Brühe durchsieben. Kartoffeln und Karotte in Würfel schneiden und in die Brühe geben. Kleingeschnittene Zwiebel und gehobelte Karotte in Butter anbraten. In die Brühe geben. Die Brühe mit Lorbeerblatt und Salz abschmecken. Pilze separat kochen.

Vor dem Servieren Geflügelfleisch in kleine Stücke schneiden und mit Pilzen und Kräutern in die Brühe geben.

102–49864101914

Zutaten: 650 g Geflügel, 250 g Hühnerleber, 1 Karotte, 1 Zwiebel, Kräuter, Salz, 2 EL Butter, 2 l Wasser, 2 EL saure Sahne und Pfeffer.

Zubereitung
In den Topf 2 Liter kaltes Wasser geben, in Stücke geschnittenes Geflügel dazugeben. Anschließend (nach dem Aufkochen) die Hitze kleinstellen und zuvor sorgfältig gewaschene Hühnerleber dazugeben. Kräuter mit einem Faden bündeln und in die fast fertige Brühe geben. Kräuterbündel nach einigen Minuten herausnehmen. Zwiebel und Karotte in Butter anbraten, in die Brühe geben. Mit Salz abschmecken.
Hühnerleber, wenn sie gar ist, aus der Brühe nehmen, abkühlen lassen, zweimal durch den Wolf drehen, damit die Pastete schaumig wird. Ein wenig Brühe und Butter in die Pastete geben, salzen, pfeffern, gekochtes Eigelb stampfen und dazugeben. Alles gut mischen.

Eine Semmel in feine Scheiben schneiden und mit Pastete bestreichen. Mit Brühe servieren.

103–4986417184

Zutaten: 350 g Geflügel, 2,5 l Wasser, 2 Zwiebeln, 2 Kartoffeln, 1 Karotte, 5 Pfefferkörner, Lorbeerblatt, Dill, Salz, 1 EL Butter.
Für Knödel: 4 EL Mehl, 1 EL Butter, 1 Ei, 1 EL Milch, etwas Salz.

Zubereitung
Eine klare Brühe kochen. In die kochende Brühe Kartoffeln und Knödel geben. 10 Minuten vor dem Garwerden in Butter angebratene Karotte und Zwiebeln dazugeben, dann Lorbeerblatt, Piment, Kräuter hineintun, salzen.

Knödelzubereitung: Mehl, ein wenig Milch, Butter, 1 Ei, etwas Salz mischen und zum Teig kneten, der sahneähnliche Konsistenz hat. Den Teig mit einem heißen Löffel in die kochende Brühe geben. Anschließend unbedingt den Topf mit Brühe 3-4 Minuten abdecken.

Die Brühe in die Teller schöpfen und mit gehackten Kräutern bestreuen, mit saurer Sahne anmachen.

104–**47864181814**

Zutaten: 400 g Huhn- oder Gansinnereien, 50 g Nudeln, 2 Zwiebeln, 2 Karotten, 2-3 Kartoffeln, 2 EL Butter, 100 g Rübe, 2 Knoblauchzehen, 2 Nelken, Petersilie und Salz.

Zubereitung
Eine Brühe aus Innereien kochen, durchsieben. Geschnittene Kartoffeln, Nudeln, Rübe, passierte Zwiebeln und Karotten, Nelken dazugeben. Salzen. Zerkleinerte Knoblauchzehen, gehackte Petersilie in die Brühe tun.

105–**4184110618**

Zutaten: 350 g Geflügel, 3 Zwiebeln, 2 EL Butter, 1 EL Mehl, 100 g Käse, Lorbeerblatt, Salz, Sellerie und Petersilie.

Zubereitung
Geflügel mit kaltem Wasser übergießen, zum Kochen bringen und ga-

ren. In einer Pfanne Butter zerlassen und Zwiebeln goldbraun anbraten. 1 EL Mehl geben und es auch unter ständigem Rühren anbraten. In die Brühe geben. Einige Minuten vor dem Garwerden Lorbeerblätter geben, salzen. Mit geriebenem Käse, gehackter Sellerie und Petersilie servieren.

106–4896410194

Zutaten: 350 g Geflügel, 2,5 l Wasser, 3 Zwiebeln, 50 g Kartoffeln, 60 g Erbsen, Dill, 1 EL Butter, Pfeffer, Salz.

Zubereitung
Geflügel in Stücke schneiden, mit kaltem Wasser übergießen, ankochen und bei kleiner Hitze garen.

Erbsen und klein geschnittenen Kartoffeln dazugeben. Zwiebeln in Butter anbraten und in den Sud geben. Mit Salz und Pfeffer abschmecken, Kräuter hinzugeben.

107–498641017

Zutaten: 250 g Pute oder Huhn, 150 g Kartoffeln, 120 g Zwiebeln, 50 g Trockenpilze, Lorbeerblätter, 1 Ei, 1 EL Butter, Kräuter, Salz.

Zubereitung
Pilze in kaltem Wasser einweichen. Kartoffeln, Zwiebeln fein schneiden.

In einen Topf Pute, Pilze und Lorbeerblätter geben, mit kaltem Wasser übergießen und 50 Minuten kochen lassen. In Würfel geschnittene Kartoffeln in das Wasser tun. 10 Minuten vor dem Garwerden passierte Zwiebeln in den Sud geben. Salzen. Mit gehackten Kräutern und zerkleinertem hartgekochtem Ei servieren.

108–49641012

Zutaten: 650 g Geflügel, 3 Kartoffeln, 1 Zwiebel, 2 L Wasser, 2 große Tomaten, 1 Wurzelpetersilie, 1 EL Butterschmalz, 100 g Käse, 0,2 g Safran, Pfeffer, Salz.

Zubereitung
Eine klare Brühe kochen, durchsieben. Klein geschnittene Kartoffeln hinzugeben.

Klein geschnittene Zwiebel, Wurzelpetersilie und Tomaten in Butterschmalz mit Safran anbraten. Alles in die Brühe geben, salzen, pfeffern. Mit gehackten Kräutern und geriebenem Käse servieren.

109–5987143190

Zutaten: 550 g Geflügel 1,5-2 l Wasser, 3 Zwiebeln, 2 Karotten, 300 g Champignons, 2 EL Butter, Dill und Petersilie, Salz.

Zubereitung
Eine klare Hühnerbrühe zubereiten. Äpfel schälen, ausstechen und kleinschneiden. Zwiebeln zerkleinern.

In einer erhitzten Pfanne Zwiebeln und Äpfel anbraten, in die Brühe geben. 15 Minuten vor dem Garwerden grüne Erbsen hinzutun. Vor dem Servieren die Suppe mit Sahne anmachen. Mit Salz und Pfeffer abschmecken.

110–47964121931

Zutaten: 350 g Geflügel, 2 l Wasser, 1 Zwiebel, 1 Karotte, 300 g Champignons, 2 EL Butter, Dill und Petersilie, Salz.

Zubereitung
Eine Brühe kochen, durchsieben. Zwiebel und Champignons kleinschneiden. Karotte kleinreiben.

Butter in einer Pfanne zerlassen. Pilze und Gemüse anbraten. 1 Tasse Brühe hinzugeben und 30-40 Minuten dämpfen. Alle Zutaten zusammen mit gehacktem Dill und Petersilie in die Suppe geben.

Auf jeden Teller je eine Zitronenscheibe tun.

111–49864171914

Zutaten: 450 g Geflügel, 4 Kartoffeln, Petersiliengrün, 180 g Auberginen, 100 g Zucchini, 110 g frische Champignons, 3 Knoblauchzehen, 2,5-3 l Wasser, 2 EL Tomatenmark, 50 g Walnüsse, 100 g Käse, 1 EL Mehl und Butter.

Zubereitung

Eine Brühe kochen, dabei Schaum und Fett abnehmen. In die Brühe geschnittene Pilze, Zucchini, Kartoffeln, Auberginen tun und garen. Mehl in Butter anbraten, Tomatenmark dazugeben. Nach 2-3 Minuten die zubereitete Sauce in die Suppe tun. In Teller ausschenken.

Mit zerkleinerten Knoblauchzehen, geriebenen Wahlnüssen und Käse servieren. Mit gehacktem Petersiliengrün bestreuen.

HAUPTGERICHTE

112–41931481910

Zutaten: 1 Huhn, 2 Tassen Hirse, 250 g Kürbis, 100 g Tafelmargarine, 1 Zwiebel, 1 Karotte, Salz.

Zubereitung

Huhn entbeinen, in Stückchen schneiden und zusammen mit Zwiebel und Karotte in Margarine anbraten. Kürbis in kleine Würfel schneiden und mit gespülter Hirse mischen. Huhn in ofenfeste Suppenterrinen legen, mit Hirse und Kürbis mischen, salzen, mit Kochwasser übergießen und in den Backofen stellen.

113–4914883194

Zutaten: 1 Huhn, 1,5 kg Pilze, 200 g Butterschmalz, 2 Zwiebeln, 120 g Haselnüsse, Salz, Kräuter.

Zubereitung

Huhn entbeinen, in Stückchen schneiden, salzen, in Butterschmalz anbraten und in Suppenterrinen geben. Pilze reinigen, waschen, 2 Stunden in kaltem Wasser einweichen, dann schneiden und zusammen mit Zwiebeln in Butterschmalz anbraten. Haselnüsse schälen, zerkleinern, damit Huhn bestreuen, darauf Pilze geben, mit Kochwasser übergießen und in den Backofen stellen. 10 Minuten vor dem Garwerden mit gehackten Kräutern bestreuen.

114 –489641017

Zutaten: 1 Huhn, 0,8 l Milch, 1 Ei, 0,8 kg Mais, 2 Zwiebeln, Salz.

Zubereitung

Huhn entbeinen, salzen und in Suppenterrinen legen. Maiskolben putzen, Körner zu den Hühnerstücken geben, darauf geschnittene Zwiebeln legen und mit Milch übergießen. 2-2 ½ Stunden in den Backofen stellen. 10 Minuten vor dem Garwerden je ein geschlagenes Ei in den Topf geben.

115 –41931481901

Zutaten: 1 Huhn, 23 Eier, ½ Dose Mayonnaise, 1 Knolle Knoblauch, Salz.

Zubereitung

Huhn im Wasser halb garen, entbeinen, Fleisch in Stücke schneiden. Knoblauch zerkleinern und mit Mayonnaise mischen. Jedes Stückchen

Huhn salzen, mit Mayonnaise und Knoblauch bestreichen und in Suppenterrinen legen, darauf vorsichtig rohe Eier geben, sodass das Eigelb ganz bleibt, salzen, mit Mayonnaise übergießen und in den Backofen stellen.

116–21431751948

Zutaten: 0,8 kg Hühnermagen, 1 Dose Mayonnaise, 3 Zwiebeln, schwarzer Pfeffer.

Zubereitung

Hühnermagen und Zwiebeln durch den Wolf drehen, salzen, pfeffern, mit Mayonnaise mischen und die Masse in Suppenterrinen geben, die Terrinen in einen vorgeheizten Backofen stellen und backen.

117–51951431918

Zutaten: 1 Huhn, 1 Dose Mayonnaise, 3 Knollen Knoblauch, Salz, Pfeffer.

Zubereitung

Huhn entbeinen, Hühnerfleisch in große Stücke schneiden, jedes einzelne davon salzen, pfeffern. Knoblauch zerdrücken, mit Mayonnaise mischen und jedes Stück Fleisch damit bestreichen. Huhn in Suppenterrinen legen, gleichmäßig mit Mayonnaise übergießen, Terrinen in den Backofen stellen und backen.

128– **48916419**

Zutaten: 1 große Pute, 0,8 kg Zwiebeln, 2 Knollen Knoblauch, 220 g Mehl, 200 g Olivenöl, 2 EL Essig, schwarzer Pfeffer, Salz.

Zubereitung

Die Pute waschen und mit kochendem Wasser überbrühen. Anschließend die Haut und das Fleisch sehr vorsichtig mit Messerspitze an 6-8 Stellen durchstechen. In die Löcher je ein halbes Lorbeerblatt, Salz und Pfeffer geben. Zwiebeln in Scheiben schneiden, mit Essig marinieren und in die Pute tun.

Die Pute gut mit Olivenöl und etwas Mehl bestreichen, mit Salz und Pfeffer einreiben und in ein ofenfestes Geschirr mit vorgeheiztem Öl geben. In den Backofen schieben und bei großer Hitze garbacken. Nach 15-20 Minuten die Pute herausnehmen und mit Bratfett übergießen.
Die Pute beim Servieren mit kleingehacktem Knoblauch bestreuen und mit Kräutern garnieren.

119–**51931189**

Zutaten: 1 Pute, 0,8 kg Karotte, 1 kg Zwiebeln, 300 g Käse, 100 g Mehl, 1 Dose Mayonnaise, Salz, schwarzer Pfeffer.

Zubereitung

Zwiebeln und Karotten schälen, schneiden und mischen. Die Mischung in etwas Pflanzenöl anbraten und abkühlen lassen, dann mit geriebenem Käse, Mayonnaise, Salz und Pfeffer mischen.

Die Pute in kleiner Menge Wasser halb garen und trocknen. Die vorbereitete Pute mit Zwiebeln und Karotten ganz füllen. Zur restlichen Zwiebel-Karotten-Mischung Mehl geben und vermischen, bis eine teigartige Masse entsteht. Anschließend die Pute mit einer dicken Schicht dieser Masse bestreichen, in den Backofen stellen und bei kleiner Hitze garbacken. Die fertige Pute sollte eine schöne dunkelrote Kruste haben.

Beim Servieren die Pute leicht mit Zitronensaft beträufeln und mit Kräutern bestreuen.

120–49864178

Zutaten: 1 Pute, 250 g trockener Weißwein, 1 Dose Mayonnaise, 2 Zitronen, Salz und schwarzer Pfeffer.

Zubereitung
Die Pute waschen, trocknen, außen und innen mit Salz und Pfeffer einreiben, mit Mayonnaise bestreichen. Mit einer großen Spritze mit Nadel ins Putenfleisch Weißwein einspritzen. Das ist sehr einfach: Wein in die Spritze geben und damit „injizieren"; die Nadel dabei ½-2 см tief und etwas schräg einführen. Jede Injektion sollte nicht mehr als 2 ml Wein einspritzen. Nach dem Einspritzen mit Wein lassen Sie die Pute etwa 1 Stunde an einem warmen Platz marinieren. Danach nochmals die Pute mit Mayonnaise bestreichen.

Die Pute im Backofen bei großer Hitze garbacken, dabei von Zeit zu Zeit mit Bratfett übergießen. Die Pute vor dem Servieren mit fein geschnittenen Zitronenscheiben garnieren.

121-**3194198**

Zutaten: 1 Pute, 4 Zwiebeln, 100 g Mehl, 100 g Butter, 200 g Soja-Sauce, 1 Knolle Knoblauch, Salatblätter, frische Petersilien- und Dillblätter, Pfeffer, Salz.

Zubereitung
Eine Hälfte der Zwiebeln in Scheiben, die andere Hälfte in kleine Würfel schneiden, in Butter goldbraun abraten und etwas abkühlen. Mit Mehl, zerkleinertem Knoblauch, Pfeffer und Soja-Sauce mischen, bis eine dicke homogene Masse entsteht. Mit dieser Masse die Pute außen und innen bestreichen. In Scheiben geschnittene Zwiebeln mit Soja-Sauce mischen und in die Pute geben. Die Pute im Backofen backen, von Zeit zu Zeit mit Bratfett übergießen. Die Pute vor dem Servieren auf einen mit Salatblättern belegten Teller auslegen und mit gehackten Kräutern bestreuen.

122-**4786419**

Zutaten: 1 große Pute, 5-6 Eier, 1 Knoblauchzehe, Salz, Pfeffer, 100 g saure Sahne, Dillsamen.

Zubereitung
Die Pute in einer kleinen Menge Wasser mit Salz und Gewürzen kochen. Eier weich kochen, abkühlen und schälen, halbieren. Einlage für Eier zubereiten: Knoblauch mit Knoblauchpresse zerdrücken und mit Eigelb mischen, ein wenig Putenbrühe dazutun, pfeffern, alles mischen, die Eierhälften mit dieser Mischung füllen und zusammenfügen. Dann die

Pute auf ein Backblech legen, die Pute mit den Eiern füllen und die Öffnung gut zunähen, damit kaum Saft ausläuft. Im Backofen garbacken, dabei von Zeit zu Zeit mit Brühe übergießen. Vor dem Servieren die Fäden entfernen, Eier herausnehmen und sie wieder halbieren. Die Pute auf eine Platte legen und die Eierhälften um sie herum verteilen.

Eine kleine Menge der restliche Putenbrühe mit saurer Sahne, Salz, Pfeffer und Dillsamen mischen und als Sauce servieren.

123–**514312208491**

Zutaten: 1 kg Huhn, 150 g Reis, 50 g Butter, 4 Karotten, 1 Knolle Knoblauch, Salz.

Zubereitung
Ein gut gewaschenes Huhn mit Salz und Knoblauch bestreichen. Es auf eine Pfanne legen und in einen gut vorgeheizten Backofen stellen. Gegartes Huhn portionieren und gemeinsam mit in Streifen geschnittenen Karotten in einen tiefen Schmortopf legen. Dazu Reis und Butter tun, mit Wasser oder Brühe übergießen und schmoren, bis der Reis weich ist.

Beim Servieren den Pilaw in Form eines Hügels auf einer Platte aufschichten, einige Knoblauchzehen zugeben, darauf die Hühnerstücke legen.

124 – **498641 214**

Zutaten: 450 g Hühnerfilet, 2 EL Soja-Sauce, 2 Stangen Lauch, 50 g

Rosinen, 3 EL Pflanzenöl, 250 g Reis, 500 ml Hühnerbrühe, 1 Dose eingelegter Kürbis (200 g), gemahlener schwarzer Pfeffer, gemahlener Koriander, 1 EL Zitronensaft und Salz.

Zubereitung
Hühnerfilets unter laufendem Wasser waschen und mit Papierservietten oder Küchenpapier abtrocknen. In schmale Streifen schneiden und für kurze Zeit in Soja-Sauce marinieren.

Lauch putzen, waschen, abtrocknen und in feine Scheiben schneiden. Rosinen einweichen. In einer großen Pfanne Pflanzenöl erhitzen. Unter ständigem Rühren damit geschnittene Filets und Lauch anbraten.

In die Pfanne zuvor gekochten Reis geben, mit heißer Brühe übergießen. 5 Minuten quellen lassen. Rosinen und eingelegten Kürbis abtropfen lassen und zu Fleisch und Reis geben.

Mit Salz, gemahlenem Pfeffer und Koriander abschmecken. Auf Wunsch einige Tropfen Soja-Sauce zugeben.

125–49864171901

Zutaten: 0,8 kg Lodden, 2 Zucchini, 120 g Mehl, 2 Dosen Mayonnaise, 150 g Pflanzenöl, 2 Zwiebeln, 2 Karotten, Salz, schwarzer Pfeffer.

Zubereitung
Lodden zerlegen, salzen, pfeffern, in Mehl wenden, in Pflanzenöl anbraten. Zucchini in Streifen schneiden, mit Mehl und Salz bestreuen,

auch anbraten. Separat Zwiebeln und Karotten anbraten. In Suppenterrinen schichtenweise Lodden, Zucchini mit Zwiebeln und Karotten legen, jede Schicht mit Mayonnaise übergießen und die Terrinen in den Backofen stellen.

126–71421631841

Zutaten: 1 kg Süßwasserfische, 6 Kartoffeln, 2 Zwiebeln, 1 Karotte, Lorbeerblätter, Dill und Salz.

Zubereitung

Fisch zerlegen, in Suppenterrinen legen, darauf in Würfel geschnittene Kartoffeln geben, mit Wasser übergießen und in den Backofen stellen. Wenn das Gericht in den Terrinen kocht, geschnittene Zwiebeln und Karotten, Salz, Lorbeerblätter, Dill zugeben und garkochen.

127–498601848

Zutaten: 0,8 kg Zander, 2,5 Tassen Reis, 1 Dose Mayonnaise, 2 Zwiebeln, 4 EL Butterschmalz, Pfeffer, Salz.

Zubereitung

Zander zerlegen, Gräten entfernen, salzen, pfeffern und 1 Stunde mit Mayonnaise marinieren. Reis in Wasser einweichen. Zwiebeln in Scheiben schneiden und in Butterschmalz anbraten. Zander in Suppenterrinen legen, mit Reis bestreuen, darauf Zwiebelscheiben geben, salzen, mit Kochwasser übergießen und in den Backofen stellen.

128–49164018

Zutaten: 2 kg Quappe, 550 g getrocknete Pilze, 3 Zwiebeln, 1 Karotte, Lorbeer, Dill und Salz.

Zubereitung

Quappe zerlegen und in Stücke schneiden. Trockenpilze sorgfältig waschen und 1 Stunde in kaltem Wasser einweichen. In Suppenterrinen Fischstücke gemischt mit Pilzen legen, salzen, in Scheiben geschnittene Zwiebeln und Karotten, Lorbeerblätter geben, mit Wasser übergießen und in den Backofen stellen. 5 Minuten vor dem Garwerden mit Dill bestreuen.

129–498641016

Zutaten: 1 kg Karauschen, 800 g saure Sahne, 6 Zwiebeln, 2 Karotten, 100 g Algen, 100 g Butterschmalz, 200 g Mehl, Salz.

Zubereitung

Karauschen schuppen und ausnehmen, salzen, in Stücke schneiden, in Mehl wenden und in Butterschmalz anbraten. Saure Sahne zum Kochen bringen, Zwiebeln in Scheiben schneiden und zusammen mit Karotten dazugeben, Mehl mit wenig kaltem Wasser vermischen und auch hineintun, kurz kochen. Fischstücke in Suppenterrinen legen, mit heißer saurer Sahne übergießen und in den Backofen stellen. 5 Minuten vor dem Garwerden mit Algen bestreuen.

130–49864181

Zutaten: 2,5 kg Hecht, 6 Kartoffeln, 4 Zwiebeln, 1 Karotte, 1 Ei, Petersilie und Salz.

Zubereitung
Hecht schuppen, Filet von Gräten und Kopf lösen. Filet 3 Mal durch den Wolf drehen, beim dritten Mal zusammen mit den Zwiebeln, gehackten Fisch mit Ei mischen, salzen und kleine Kugeln daraus formen. Aus Kopf und Gräten eine Brühe kochen. Kartoffeln in kleine Würfel schneiden, Zwiebeln und Karotte schneiden, alles mischen. Auf den Boden der Suppenterrinen eine Schicht Gemüse, darauf Fischkugeln, dann wieder Gemüse legen, bis die Terrinen voll sind. Mit heißer Brühe übergießen und in den Backofen stellen.

131–**589641071**

Zutaten: 1 kg Sterlet, 0,8 kg Zwiebeln, 2,5 Tassen Milch, 2 Tassen Essig, 1 Dose Mayonnaise, Salz.

Zubereitung
Sterlet in Stücke schneiden und für 1 Stunde in Milch legen. Zwiebeln in Scheiben schneiden, mit Essig übergießen; in die Suppenterrinen schichtenweise Sterlet und Zwiebeln legen, jede Schicht mit Mayonnaise übergießen und in den Backofen stellen.

132–**3986417891**

Zutaten: 0,8 kg Rogen von Karpfen oder Hecht, 4 Eier, 4 Zwiebeln, 100 g Pflanzenöl, Salz.

Zubereitung

Rogen aus Fischen vorsichtig herausnehmen, in eine nicht metallische Schüssel geben und mit einer Gabel schlagen, um alle Häutchen zu entfernen, salzen. Zwiebeln klein schneiden, mit Pflanzenöl mischen, mit Rogen vermischen, Eigelb hinzugeben. Eiweiß schaumig schlagen und vorsichtig in die Kaviarmischung geben. Die Masse in Suppenterrinen legen, in den Backofen stellen und backen.

133–79864101684

Zutaten: 850 g Fisch, 1,2 kg Kohl, 3 EL Margarine, 1 Karotte, 2 EL Semmelbrösel, 2 Salzgurken, 1 EL geriebener Käse.

Zubereitung

Kohl in kleine Stücke schneiden, in einen großen Topf legen, ein wenig Wasser hinzugeben. Zwiebeln, Karotte, Petersilie schneiden, anbraten, Tomatenmark, Salz, Zucker zugeben, mit Mehl bestreuen und alles mit Kohl mischen. Für einige Minuten bei kleiner Hitze weiter kochen.
Fisch schuppen, waschen, ausnehmen und in Brühe mit Salz und Würzen kochen. Gegarten Fisch in Stücke schneiden, in eine Pfanne legen, Salzgurken dazugeben, mit warmem Wasser übergießen und bei kleiner Hitze zubereiten. Eine Hälfte Kohl in eine mit Butter eingefettete Suppenterrine legen, darauf Fischstücke mit Gurken, dann wieder eine Schicht Kohl. Mit geriebenem Käse bestreuen, mit zerlassener Butter beträufeln und im Backofen backen. Heiß servieren. Separat können Sie dazu saure Sahne oder Mayonnaise servieren. Vor dem Servieren das Gericht mit Kräutern garnieren.

134–**519487319**

Zutaten: 120 g Reis, 1 Dose Sprotten, 1 Küchenzwiebel, 2 Karotten, Koriander, Sellerie, 2 Tomaten.

Zubereitung
Reis in leicht gesalzenem Wasser kochen. Zwiebel fein hacken, Karotten hobeln und Tomaten in Scheiben schneiden. Das Gemüse in Öl anbraten, etwas Wasser dazugeben und weitere 5 Minuten dünsten.
Reis auf einen schönen Teller legen, Sprotten obenauf und darauf das Gemüse. Garnieren Sie mit Kräutern.

135–**498641016**

Zutaten: 120 g Reis, 1 Dose Ostseeheringe (Strömlinge) in Tomatensauce, Petersilie und Dill.

Zubereitung
Reis in einem kleinen Topf kochen und anschließend auf einen flachen Teller schütten, mit Heringen mischen und mit Kräutern garnieren. Die Zubereitung dieses Gerichts nimmt nicht viel Zeit in Anspruch.

136–**5195118194**

Zutaten: 200 g Reis, 350 g Wels, 2 Tomaten, 1 Zwiebel, 1 Karotte, 2 EL Pflanzenöl, 2 EL Mehl, Salatblätter.

Zubereitung

Reis unter kaltem, fließendem Wasser waschen und garkochen. Fisch gut reinigen, waschen und in kleine Stücke schneiden. Jedes Stück mit Salz und Pfeffer würzen, in Mehl wenden und in Pflanzenöl anbraten. Karotten, Zwiebeln und Tomaten in Scheiben schneiden und zum Fisch dazugeben. Abgedeckt dünsten.

Legen Sie beim Servieren des Gerichts die Fischstückchen auf den Reis und garnieren Sie mit Salatblättern.

137-**91841791**

Zutaten: 250 g Reis, 550 g Hecht, 1 Zwiebel, 2 Knoblauchzehen, 1 kleine Rote Bete, Zwiebelschalen, Salz, schwarze Pfefferkörner, Petersilie.

Zubereitung

Reis in gesalzenem Wasser kochen. Fisch zerlegen, von den Gräten lösen, zusammen mit Zwiebel und Knoblauch durch Wolf drehen. Gehackten Fisch mit Ei, Salz und Pfeffer gut vermischen und Kugeln daraus formen.

Die Kugeln in einem kleinen Topf in Buttermargarine beiderseits anbraten. In Scheiben geschnittene rote Bete, Zwiebelschalen, schwarze Pfefferkörner dazugeben, mit Wasser übergießen, den Deckel gut verschließen und 2 Stunden köcheln lassen, bis die ganzen kleinen Fischgräten weich sind.

Reis separat dazu reichen, Fisch großzügig mit Petersilie bestreuen.

138-**418712**

Zutaten: 250 g Reis, 1 kleiner Barsch, 80 g Pflanzenöl, 2 Zwiebeln, 1 Ei, 2 EL Mehl, etwas Milch, Salz, Gewürze, Zitronensaft und Kräuter.

Zubereitung

Reis kochen. Backteig für Fisch vorbereiten. Dazu Mehl, Ei und Milch zu einem umhüllenden Backteig in halbflüssiger Konsistenz vermischen. Für mehr Handlichkeit den Barsch in kleine Stücke schneiden, in den Backteig tauchen und in Pflanzenöl anbraten. Auf Wunsch die Fischstückchen mit Zitronensaft beträufeln.

Das Gericht warm servieren, die Fischstückchen auf den Reis legen und mit viel Kräutern bestreuen.

139-**48906174**

Zutaten: 550 g Reis, 550 g Quappe, 3 Karotten, 1 Gurke, Tomaten, Lorbeerblatt, Salz und Kräuter.

Zubereitung

Dieses Gericht kann als Festtagskost serviert werden.

Fisch vorbereiten, in kleine Stücke schneiden, salzen, pfeffern, Lorbeerblatt dazugeben und garkochen. Karotte, Gurke, Tomaten in feine Scheiben schneiden und dünsten.

Reis kochen und auf einem Teller abkühlen lassen. Den gekochten Fisch auf ein schönes Tablett legen und darauf Gemüse geben. Das Gericht nach Wunsch mit Zitronenscheiben und Kräutern garnieren.

140–49864121981

Zutaten: 250 g Reis, 500 g Karpfen, Salz, einige Pfefferkörner, 1 Zitrone, 1 Tomate, 100 g Butter.

Zubereitung
Reis in gesalzenem Wasser vorkochen.
Fisch gut reinigen und in Stücke schneiden. Folie im Voraus vorbereiten. Ein Stück Fisch auf ein Blatt Folie legen, 2-3 Pfefferkörner, 1 Zitronenscheibe, 1 Tomatenscheibe dazugeben. Folienränder gut verschließen. Ofen auf 200 °C vorheizen, eine große Pfanne mit Butter einfetten und darauf die Fischstücke in Folie legen. Wenn der Fisch fast gar ist, den Reis in die Pfanne legen und das Gericht fertigbacken.

Beim Servieren den Reis mit grünen Kräutern bestreuen.

141–3194819

Zutaten: 200 g Reis, 1 kleiner Wirsingkohl, 8 Stück Forellenfilet (je 150 g), Pfeffer, Salz, 2 Zwiebeln, 1 EL Butter, 3 Tomaten, 2 EL Schmand, 1 Bund Petersilie.

Zubereitung
Reis kochen, dann ein wenig mit kleingehackter Zwiebel dünsten. 4 große Kohlblätter abtrennen und sie 4-6 Minuten blanchieren. Forellenfilets würzen.

Auf jedes Kohlblatt zwei Forellenfilets legen. Rouladen rollen und sie 5 Minuten abgedeckt dünsten. Anschließend die Rouladen umwenden und weitere 5 Minuten dünsten.
Tomaten mit Kochwasser abbrühen und schälen. Tomatenmark hacken und zum Reis dazugeben.

Danach die Rouladen aus der Pfanne nehmen. Restliche Sauce mit Schmand mischen und würzen. Gehackte Petersilie dazugeben. Die Rouladen mit Sauce und Pilaw servieren.

142 – **319481061**

Zutaten: 250 g getrocknete Pilze, 1 Tasse Reis, 4 EL Butter, 2 Tassen Pilzbrühe, 2 Zwiebeln, 1 Karotte, Tomatenmark, Salz.

Zubereitung
Trockenpilze auslesen, waschen, 3 Stunden einweichen lassen und sie anschließend im selben Wasser garkochen. Pilze mit einer Schaumkelle aus der Brühe herausnehmen, in große Streifen schneiden und braten.

Zwiebeln schälen, in feine Scheiben schneiden und anbraten. Karotte grob hobeln und mit Tomatenmark anbraten. Vorbereitete Zwiebeln und Karotte mit Pilzen mischen. Etwas durchgesiebte Pilzbrühe dazugeben.

Reis auslesen, waschen und in die Brühe geben. Abgedeckt gardünsten.

143–**48918**

Zutaten: 1,5 Tassen Reis, 80 g eingelegte Pilze, 2 Würfel Hühnerbrühe, Zwiebel, 50 g Butter, Salz, Gewürze, Sellerie und Petersilie.

Zubereitung
Zwiebel, Sellerie und Petersilie fein hacken. In einem großen Topf mit schwerem Boden Butter zerlassen und mit Reis, Zwiebel und Kräuter mischen. Einen Würfel Hühnerbrühe dazugeben. Gemüse halbweich andünsten. Pilze zum Gemüse geben, salzen und mit einem gut schließenden Deckel zudecken.

Pilaw 30 Minuten köcheln lassen, bis der Reis weich ist. Das Gericht 10 Minuten abgedeckt stehen lassen und dann servieren.

144 4986418

Zutaten: 1 Tasse Reis, 550 g frische Pilze, 2 EL Pflanzenöl oder Butter, 2 Karotten, 1 Zwiebel, Basilikum, Ringelblume, gehackte Petersilie, Salz, Gewürze.

Zubereitung
Fein gehackte Pilze in Öl oder Butter anbraten, Zwiebel, Gewürze, Salz dazugeben und garkochen.
Reis in kaltem Wasser waschen und mit gegarten Pilzen vermischen, etwa 1 Liter Kochwasser in die Mischung geben. Soweit vorhanden, ins Wasser Brühwürfel „Maggi" dazugeben. Das Gericht etwa 15–20 Minuten garkochen.

Das Gericht vor dem Servieren mit Petersilie garnieren.

145–**318419**

Zutaten: 5 Auberginen, 90 g Mehl, 500 g saure Sahne, 100 g Butter, Petersilie und Salz.

Zubereitung
Auberginen in Scheiben schneiden, 5 Minuten in gesalzenes, warmes Wasser legen und anschließend in einem Durchschlag oder Sieb abtropfen lassen. Danach in Mehl wenden und anbraten. Pilze 5-10 Minuten kochen, dann wieder in einem Sieb abtropfen lassen und kurz anbraten.

Auberginen und Pilze vermischen, salzen, mit saurer Sahne übergießen und 30-40 Minuten dünsten.
Das Gericht vor dem Servieren mit Kräutern bestreuen.

146–**498641819**

Zutaten: 850 g Kartoffeln, 120 g Bratfett, 1 Orange, 1 TL Zucker, Salz, Basilikum, Minze.

Zubereitung
Rohe Kartoffeln in Scheiben, Ecken oder Stäbchen schneiden. Die Kartoffeln vor dem Braten in kaltem Wasser waschen, dann leicht mit einer Mischung aus Zucker und Salz bestreuen und durchrühren. In einer Pfanne Fett auf 170–180 °C erhitzen, Kartoffeln dazugeben und frittieren, dabei ab und zu umrühren, bis sie goldbraun und knusprig sind.

Frittierte Kartoffeln mit einer Schaumkelle aus dem Fett herausnehmen und in einem Sieb abtropfen lassen. Kartoffeln auf eine Platte legen, mit Orangensaft beträufeln, mit Orangenscheiben und duftenden Kräutern garnieren.

147-**49861481**

Zutaten: 0,8 kg Kartoffeln, 450 g Hühner- oder Schweinefleisch 2 Eier, 2 EL Mehl oder Paniermehl, 4 EL saure Sahne, Dill oder Petersilie.

Zubereitung

Kartoffeln schälen und kochen. Wasser abgießen, Kartoffeln trocknen und stampfen. Gekochtes Fleisch durch den Fleischwolf drehen und mit den gestampften Kartoffeln mischen, rohe Eier dazugeben, gut vermischen und daraus Hacksteaks formen, mit Mehl oder Panierbröseln panieren und beiderseits goldbraun anbraten. Hacksteaks mit Butter oder saurer Sahne servieren.

148-**48964181**

Zutaten: 550 g Kartoffeln, 1 l Wasser, 1 Tasse Milch, 50 g Butter, 3 Eier, 3 EL saure Sahne, 100 g Käse, Salz, gemahlener schwarzer Pfeffer, Petersilie und Dill.

Zubereitung

Kartoffeln in gesalzenem Wasser kochen, mit Milch stampfen. Stampfkartoffeln mit Salz, Butter und rohem Ei mischen, in einen Spritzbeutel mit gezahnter Spritztülle geben. Stampfkartoffeln auf eine gefettete Servierpfanne oder Platte in Form von ovalen Döschen spritzen. Kartoffeldöschen mit Eigelb einreiben und im Ofen backen. In jedes Kartoffeldöschen ein rohes verquirltes Ei geben, mit saurer Sahne übergießen und mit geriebenem Käse bestreuen, salzen, pfeffern und wieder im Ofen backen, bis die Eier gar werden. Fertiges Gericht auf einen Teller geben und mit gehackten Kräutern bestreuen.

149-**49864181**

Zutaten: 450 g Kartoffeln, 200 g Käse, 70 g Schlagsahne, 2 Eier, 50 g Butter.

Zubereitung
Rohe Kartoffeln reiben, in die Kartoffelmasse geriebenen Käse, geschlagene Sahne und Eischnee geben. Die Masse gut durchrühren, auf ein gefettetes Backblech legen, mit geriebenem Käse bestreuen und backen. Fertiges Soufflé auf eine Platte legen und portionieren.

150-**4890641**

Zutaten: 1 kg Kohl, 3 Eier, 2 EL Paniermehl, 5 EL saure Sahne, 2 EL Pflanzenöl, Salz, Dill oder Petersilie.

Zubereitung
Kohlblätter in Salzwasser kochen, dann je 2-3 Blätter in Form eines Umschlags falten, in geschlagene Eier tauchen und in Paniermehl wenden, in Pflanzenöl goldbraun anbraten. 5 Minuten vor dem Garwerden saure Sahen dazugeben, abgedeckt dünsten.

151–319418

Zutaten: 20 Krebse, 250 g frische Gurken, 120 g Dosenerbsen, 120 g Kartoffeln, 50 g Sellerie, 1 Apfel, 1 Tasse Mayonnaise, Salz, Zucker, Dill.

Zubereitung
Krebse kochen. Krebsfleisch aus Schwanz und Scheren auslösen, klein schneiden. Pellkartoffeln kochen, pellen und in kleine Stückchen schneiden. Apfel schälen und ausstechen, anschließend zusammen mit Sellerie hobeln. Frische Gurken fein hacken, alle Zutaten mischen. Grüne Erbsen dazugeben und mit Mayonnaise, Salz und Zucker abschmecken. In eine Salatschale legen und mit Schwanzfleisch und Kräutern garnieren.

152–4987113194

Zutaten: 1 großer Kürbis (5 kg), 5 kg frische Gurken, 2 Liter 8%-ige Salzlösung (800 g Salz auf 10 l Wasser), 250 g Dill, 100 g Jochanisbeerenblätter, Meerrettich, 20 Eichenblätter.

Zubereitung
Spitzenteil des Kürbis abschneiden, Kürbissamen herausnehmen, Fruchtfleisch von den Wänden ausschaben, so dass ein praktischer Behälter für das Eingelegte entsteht. Auf den Boden des Kürbis zuerst einen Teil der Gewürze, dann eine Schicht Gurken, anschließend wiederum Gewürze und so weiter legen, obenauf – die Johannisbeerenblätter. Über die Gurken Salzlösung gießen, bis sie vollkommen bedeckt sind (es ist praktischer, den Kürbis in einen Kessel oder ein Fass zu legen),

mit einem Gewicht beschweren.

153-**49864181**

Zutaten: 0,9 kg Hefeteig, 750 g Salzgurken, 3 Zwiebeln, 2 EL Pflanzenöl, starker Tee und Semmelbrösel, Salz, gemahlener schwarzer Pfeffer.

Zubereitung
Gurken schälen und Samen ausschaben, fein hacken, dann in Öl andünsten und in einem Sieb abtropfen lassen. Gehackte Zwiebeln in Öl anbraten und zu den Gurken geben. Mit Pfeffer und Salz abschmecken. Teig auf die Größe des Backblechs ausrollen und an einigen Stellen mit einer Gabel anstechen. Darauf die Füllung aus Gurken und Zwiebeln gleichmäßig verteilen. Mit einer dünnen Schicht Teig bedecken, mit der Gabel einstechen, mit starkem süßem Tee anfeuchten und mit Semmelbröseln bestreuen. Den Kuchen backen, bis er braun wird.

154-**4986414**

Zutaten: 250 g Zucchini, 4 Eier, 1 Tasse Milch, 70 g saure Sahne, 50 g Butter, Salz und Zucker.

Zubereitung
Zucchini schälen, in Würfel schneiden, mit Salz abschmecken und in Butter anbraten, bis sie weich sind. Anschließend saure Sahne dazugeben und 2-3 Minuten köcheln lassen, dabei gelegentlich umrühren. Eier mit Milch verquirlen, Salz, Zucker dazugeben und schaumig schlagen. Die Zutaten in eine heiße Pfanne geben und braten, dabei ständig rüh-

ren, bis die Mischung dick wird. Dann die Zucchini in die Mitte des Omeletts geben, in Form einer Tasche wickeln und von jeder Seite ein wenig anbraten.

155–**49864171914**

Zutaten: 200 g Zucchini, 6 Eier, 1 Tasse Milch, 50 g Butter, Salz, Dill oder Petersilie.

Zubereitung
Zucchini schälen und Samen ausschaben, in kleine Scheiben schneiden, salzen und in Butter anbraten. Eier salzen, Milch und Butter dazugeben, durchmischen und köcheln lassen, dabei ständig umrühren, bis die Mischung dick wird. Zucchini mit dem Brei mischen und mit Kräutern bestreuen.

156–**49864178**

Zutaten: 350 g Zucchini, 600 g Zucker, geriebene Zitronenschale.

Zubereitung
Zucchini schälen und Samen ausschaben, in kleine Scheiben schneiden. Mit Zucker bestreuen und einige Zeit stehen lassen, anschließend geriebene Zitronenschale dazugeben und bei niedriger Hitze köcheln lassen, bis die Masse dicker wird und die Zucchini weich sind.

157 –**418411**

Zutaten: 350 g Buchweizen, 200 g Zucchini, 3 EL Pflanzenöl, 250 ml Milch und Salz.

Zubereitung
Buchweizenbrei kochen. Zucchini schälen, in Würfel schneiden und in einer Pfanne in Öl anbraten. Dann den Buchweizenbrei mit Zucchini mischen, kochende Milch einrühren, salzen und servieren.

158–**4986412**

Zutaten: 750 g Auberginen, 5 EL Pflanzenöl, 1 EL Weizenmehl, 2 Eier, 2 EL Milch, 40 g Butter, Salz, gemahlener schwarzer Pfeffer.

Zubereitung
Vorbereitete Auberginen in Würfel schneiden, in Liaison tunken und in Butter beidseitig knusprig anbraten, im Ofen garen. Für Liaison Mehl mit Milch mischen, geschlagene Eier, Salz, Pfeffer dazugeben und gut mischen.

159–**4986417**

Zutaten: 80 g Auberginen, 250 g Weißbrot, 70 g Karotten, 80 g Blumenkohl, 60 g Kartoffeln, 2 Eier, 40 g Dosenerbsen, 40 g Käse, 20 g Butter, Salz.

Zubereitung
Auberginen, Karotten, Blumenkohl, Kartoffeln garkochen. Gemüse in einem Sieb abtropfen lassen. Grüne Erbsen ohne Saft dazugeben, mit

Butter, geschlagenen Eiern anrühren, salzen, pfeffern und gut mischen. Gemüse auf Brotscheiben legen, mit geriebenem Käse bestreuen und im Ofen überbacken, bis sie goldbraun sind.

160–498641518

Zutaten: je 230 g Auberginen und Paprika, 2 Knoblauchzehen, 3 EL Pflanzenöl, Essig, Salz.

Zubereitung
Auberginen längs in Stücke schneiden und in Öl halbgar braten. Samen aus Paprika entfernen und Paprika in dünne Streifen schneiden. Knoblauchzehen klein hacken. In einer tiefen Schale Auberginen, Paprika und Knoblauch aufschichten, leicht salzen, mit Essig beträufeln, nochmals das Gemüse in derselben Reihenfolge aufschichten, bis 3-4 Schichten erreicht sind. Als letzte Schicht sollten Auberginen gelegt werden. Das Gemüse mit einem hölzernen Deckel abdecken, mit einem Gewicht beschweren und 3-4 Stunden kalt stellen.

161–4716418

Zutaten: 250 g Weißbrot, 6 Eier, 20 g Fett oder Margarine, 400 g Auberginen, 3 EL Pflanzenöl, 20 g Butter, Salz und gemahlener roter Pfeffer.

Zubereitung
Brotscheiben erst in Wasser, dann in geschlagenes Ei tunken und in heißem Fett oder Margarine goldbraun anbraten. Auberginen pürieren, dazu gemahlenen schwarzen Pfeffer, Salz und Pflanzenöl geben. Abge-

kühlte geröstete Brote auf Auberginenpüree legen und auf jede Scheibe ein halbes hartgekochtes Ei. Übergießen mit heißer zerlassener Butter, gemischt mit gemahlenem rotem Pfeffer.

162–**21931841**

Zutaten: 350 g Hechtfilet, 250 g frische Tomaten, 1 EL Pflanzenöl, je 20 g Käse und Butter, 200 g Tomatensauce, Salz, gemahlener schwarzer Pfeffer.

Zubereitung

Tomaten mit kochendem Wasser überbrühen, die Haut abziehen, schneiden, salzen, pfeffern und kurz in Öl anbraten. Fischstücke in eine Pfanne legen, darauf die gebratenen Tomaten geben und mit Tomatensauce übergießen, mit geriebenem Käse bestreuen, mit Butter beträufeln und überbacken.

163 – **489641**

Zutaten: 0,9 kg Kürbis und 0,9 kg frische Tomaten, 4 EL Mehl, 100 g Käse und 100 g Butter, Salz, gemahlener schwarzer Pfeffer und Kräuter.

Zubereitung

Kürbis in Stückchen schneiden. Salzen, pfeffern, in Mehl wenden und in einer Pfanne in heißer Butter halbgar braten. Dann die Kürbisstücke auf ein im Voraus gefettetes Backblech legen.

Tomaten halbieren. Die Tomatenhälften auf die Kürbisstücke legen, mit zerlassener Butter beträufeln, mit geriebenem Käse bestreuen und im

Ofen einige Minuten backen. Danach das Gericht auf eine Platte legen und mit Kräutern garnieren. Kalt servieren.

164–4986412191

Zutaten: 4 Eier, 120 g Käse, 75 g Butter, 3-4 Tomaten, Lauchzwiebeln, Salz.

Zubereitung

Tomaten waschen und schälen. Dazu die Tomaten mit kochendem Wasser überbrühen und die Haut vorsichtig abziehen. Anschließend das Tomatenfleisch in Stückchen schneiden. Eine Pfanne erhitzen und mit Butter einfetten. Die Tomaten kurz anbraten und auf eine Platte legen.

Anschließend Omelett zubereiten: Eier mit etwas Salz schlagen, klein geschnittenen Zwiebeln und Käse dazugeben, alle Zutaten mischen. Restliche Butter in der Pfanne zerlassen, zubereitete Masse dazugeben und Omelett 5-8 Minuten braten, bis es goldbraun wird. Es auf die Tomaten legen. Auf Wunsch das Gericht mit Dill, Petersilie oder restlichen Zwiebeln bestreuen.

DESSERTS

165–2194813194

Zutaten: 150 g Mehl, 30 g Trockenhefe, 2 TL Zucker, 1 Ei, 70 ml Wasser, 1 EL Puderzucker, 800 ml Pflanzenöl, eine Prise Salz.

Zubereitung

Mehl gut mit Trockenhefe mischen, Wasser hinzugeben und den Teig aufgehen lassen. In dieser Zeit das Ei mit Zucker und Salz verquirlen. Wenn der Teig aufgegangen ist, verquirltes Ei dazugeben und einen festen Teig kneten. Den vorbereiteten Teig in eine dünne Schicht ausrollen. Die Teigschicht in 3-4 cm breite Rauten schneiden.
In eine Fritteuse oder einen großen Topf mit schwerem Boden Pflanzenöl geben, mindestens 5 cm hoch. Wenn das Öl erhitzt ist, geformte Teigrauten dazugeben und garbraten.
Das Schmalzgebackene unbedingt in ein Sieb geben und das überflüssige Fett abtropfen lassen. Abgekühlte Schürzkuchen mit Puderzucker bestreuen und servieren.

166 – **49864189**

Zutaten: 550 g Mehl, 5 Eier, 100 g Zucker, 50 g Schlagsahne, 1 EL Rum, 2 TL Salz, 750 ml Pflanzenöl, Konfitüre oder Marmelade, 100 g zerkleinerte Walnüsse.

Zubereitung
Eier mit Zucker gut verquirlen, Salz, Schlagsahne und Wodka dazugeben und diese Mischung über das Mehl gießen. Alle Zutaten gut mischen und den Teig aufgehen lassen.

Den fertigen Teig in eine dünne Schicht ausrollen. Die Teigschicht in 3-4 cm breite Streifen schneiden. Aus diesen Streifen verschiedene Figuren formen.

In einen Topf mit schwerem Boden Pflanzenöl geben und erhitzen, Teigfiguren ins Öl geben. Wenn die Schürzkuchen von beiden Seiten goldbraun werden, in ein Sieb geben und das überflüssige Fett abtropfen lassen.

Die Schürzkuchen mit Konfitüre oder Marmelade und zerkleinerten Walnüssen servieren.

167 – **3790641**

Zutaten: 4 Eier, 100 ml Wasser, 60 g Rum, 550 g Mehl, 100 g Zucker, 100-150 g Erdbeermarmelade, 600-700 ml Pflanzenöl.

Zubereitung
Teig dünn ausrollen und kleine Piroggen daraus formen, mit Marmelade füllen, die Ränder fest zusammendrücken, mit Ei bestreichen. Die fertig geformten Piroggen in heißer Butter garbraten.

Gebratene Piroggen in ein Sieb geben und das überflüssige Fett abtropfen lassen. Vor dem Servieren Piroggen mit Zucker oder Puderzucker bestreuen.

168 – **4896418**

Zutaten: 2 Eier, 70 ml Wasser, 1 EL Wodka, 650 g Butter und Schweineschmalz zu gleichen Teilen, 450 g Mehl, 180 g Zucker, 1-2 EL Puderzucker.

Zubereitung

Zwei Eier zusammen mit 2 Esslöffeln Zucker verquirlen, Wodka sowie Mehl zugeben und das Ganze zu einem festen Teig kneten. Den Teig zu einer 4-5 mm dicken Schicht ausrollen und in 5-7 cm breite Streifen schneiden. Die Streifen in der Mitte durchschneiden und ein Ende stülpen. In einem Topf mit schwerem Boden Butter und Schmalz zerlassen. Wenn das Fett erhitzt ist, geformte Teigstreifen hineingeben und garbraten. Wenn die Schürzkuchen von beiden Seiten goldbraun werden, mit einer Schaumkelle in ein Sieb oder auf Küchenpapier legen.

Nachdem das überflüssige Fett weg ist, die Schürzkuchen auf eine Platte geben und servieren.
Das Rezept bedarf keines weiteren Kommentars, mit einem Wort: eine Köstlichkeit.

169 – **7194819101**

Zutaten: 450 g Milch, 3 Eier, 100 g Zucker, 30 g Trockenhefe, 500 g Mehl, 150-200 g Puderzucker, 50 g Butter oder Margarine, 10-15 g Salz, 1 l Pflanzenöl.

Zubereitung
Mehl sieben und mit Trockenhefe gut vermischen, Zucker, Milch zugeben und an einem warmen Platz gehen lassen.

Während der Teig aufgeht, zerlassene Butter, Eier und Salz aufschäumen. Den Eischnee in den aufgegangenen Teig geben. Zu einem weichen Teig kneten und weitere 30-40 Minuten gehen lassen.

Den fertig gekneteten Teig in gleich große Stückchen schneiden und Kugeln daraus formen. In der Mitte jeder Kugel ein Loch durchbohren. Fertig geformte Donuts 15-20 Minuten gehen lassen. In dieser Zeit in einem Topf mit schwerem Boden Öl zum Frittieren erhitzen. Ins erhitzte Öl je 3-4 Donuts geben. Heiße Donuts mit Puderzucker bestreuen und servieren.

170 – **3194810481**

Zutaten: 550 g Mehl, 30 g Trockenhefe, 350 ml Milch, 1 l Pflanzenöl, 2 Eigelb, 1 EL Rum, 10 g Salz, 100 g Kokosraspeln, 100 g Puderzucker. Für die Cremefüllung: 1 Tasse Milch, 200 g Zucker, 2 EL Mehl oder Stärke, 200 g Butter.

Zubereitung
Durchgesiebtes Mehl mit Trockenhefe mischen, etwas Milch und Zucker zugeben. Den Vorteig an einer warmen Stelle 15-20 Minuten gehen lassen.

Wenn der Vorteig aufgegangen ist, 2 EL Pflanzenöl, Eigelb, Salz, Rum und restliche Milch dazugeben und den Teig glatt kneten. Danach den Teig wieder an einer warmen Stelle gehen lassen, diesmal bereits 30-40 Minuten.

Den fertig gekneteten Teig auf einen bemehlten Tisch legen und zu einer 2-3 cm dicken Schicht ausrollen. Mit einer speziellen Form oder einem Glas aus dem Teig runde Scheiben ausstechen.

Für die Cremefühlung: Mehl mit Zucker mischen und Milch zugeben. Die Mischung auf den Herd stellen und zum Kochen bringen, dabei ständig umrühren.

Wenn die Mischung kocht, den Topf vom Herd nehmen und abkühlen lassen. Zur abgekühlten Mischung Butter zugeben und mit dem Mixer schlagen.

Jede Teigscheibe mit Creme bestreichen und paarweise verbinden. Beignets 15-20 Minuten stehen lassen, danach frittieren.

Kokosraspel mit Puderzucker mischen und die Beignets in dieser Mischung wenden.

Zu hoffen ist, dass es für diejenigen, die solche Köstlichkeiten am Weihnachtsabend genießen dürften, zum Fest der Freude und der Großzügigkeit wird.

171 – 59864189

Zutaten: 3 Orangen, 300 g Erdbeeren, 2 EL Schlagsahne.

Zubereitung

Orangen waschen und in zwei Hälften teilen, die nach Körbchen aussehen, die Ränder dabei schön auszacken. Fruchtfleisch auslösen und in Stückchen schneiden.

Orangenfleisch mit Erdbeeren und Sahne mischen. Körbchen mit dieser Mischung füllen, mit Minzeblättern garnieren, mit Orangensaft übergießen und mit Kokosraspeln bestreuen.

© Грабовой Г.П., 2004

172 – **4916487148**

Zutaten: 3 mittelgroße Rote Beten, 1 großer grüner Apfel, 600 g Kirschen, 20 Walnüsse, 100 g saure Sahne, etwas Zucker (nach Belieben).
Zubereitung
Die Rote Bete waschen und kochen. Anschließend die gekochte Rote Bete schälen und grob hobeln. Den Apfel schälen, das Gehäuse ausstechen, grob raspeln. Walnüsse schälen, bei niedriger Hitze anbraten, dann zerkleinern. Kirschen waschen, entsteinen, durch den Wolf drehen. Rote Bete, Apfel, Walnüsse und Kirschpüree zusammen mischen, mit Zucker abschmecken und mit sauer Sahne anrichten. Auf Wunsch den Salat mit Kräutern (Petersilie oder Dill) garnieren.

NOTIZEN

NOTIZEN

www.ingramcontent.com/pod-product-compliance
Lightning Source LLC
Chambersburg PA
CBHW051525230426
43668CB00012B/1741